U0118842

中医脉学名著名家点评与临证心得丛书

总主编◎李灿东

邓月娥◎主编

脉理存真
点评与临证心得

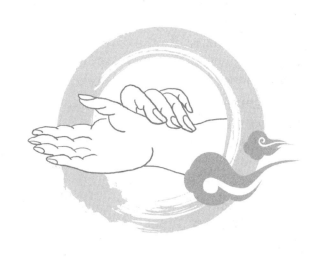

中国健康传媒集团

中国医药科技出版社

内 容 提 要

《脉理存真》为清代医家余显廷撰，成书于清光绪二年丙子（1876）。本书共 3 卷，书中内容收录滑寿所著《诊家枢要》、余氏先叔祖燕峰公所辑《脉理》一书，并附其父余丽元所撰《滑伯仁先生传》。《脉理》系本书重点内容，其将脉分为十三组，进行详细辨别，精准明了。另外，余氏对于脉诊相关问题、脏腑诊断疑点等进行引经据典深入探讨，颇具新意。对于脉学相关理论探讨，如"周子太极图说""不知《易》不足以言太医论""人身内景说""三阴三阳表里""人迎气口辨"等，盖分别参考了周敦颐《太极图说》、明代孙一奎《医旨绪余》所论阴阳易与脏腑学说的一些观点。本书内容主要分为古籍原文、点评、临证心得三大部分，以古籍原文为主线，对书中重点内容做了点评和临证心得，使内容条理清晰、直观实用，可供中医专业院校师生、中医临床工作者和广大中医爱好者参考阅读。

图书在版编目（CIP）数据

脉理存真点评与临证心得 / 邓月娥主编 . —北京：中国医药科技出版社，2023.12
（中医脉学名著名家点评与临证心得丛书）
ISBN 978-7-5214-4093-5

Ⅰ.①脉… Ⅱ.①邓… Ⅲ.①脉诊 Ⅳ.① R241.2

中国国家版本馆 CIP 数据核字（2023）第 150883 号

美术编辑　陈君杞
版式设计　也　在

出版　**中国健康传媒集团** | 中国医药科技出版社
地址　北京市海淀区文慧园北路甲 22 号
邮编　100082
电话　发行：010-62227427　邮购：010-62236938
网址　www.cmstp.com
规格　710×1000mm ¹/₁₆
印张　6 ¹/₂
字数　117 千字
版次　2023 年 12 月第 1 版
印次　2023 年 12 月第 1 次印刷
印刷　北京市密东印刷有限公司
经销　全国各地新华书店
书号　ISBN 978-7-5214-4093-5
定价　23.00 元

获取新书信息、投稿、为图书纠错，请扫码联系我们。

编委会

主　编　邓月娥

副主编　金　丽　陈淑娇　张　洁

编　委（按姓氏笔画排序）

张坤木　陈建仁　徐佳君

翁　慧　雷黄伟

出版者的话

　　脉诊是中医最具特色的诊察方法之一，是古代医家在诊治疾病过程中不断摸索而建立起来的，其理论源于实践，内容源远流长。但脉诊方法摸索、形成的过程，尚无准确的考古学研究成果。

　　关于脉诊的最早记载，可以上溯到两千五百多年前。史传，扁鹊是最早的脉诊名家。早期对脉诊的论述，散见于相关的古籍之中。《黄帝内经》对脉诊的方法、诊脉部位、脉象特征、脉象主病等，都有具体而详细的论述。《难经》在脉诊方面继承并发扬了《黄帝内经》的脉学成就，提倡诊脉独取寸口的理论。汉代张仲景则在临床平脉辨证、脉证并举上多有发挥。西晋王叔和所著的《脉经》是中医学史上现存最早的脉学专著。王叔和基于前人经验对脉诊理论和临床应用进行发掘和系统阐释，对脉诊的发展做出了巨大贡献。唐宋至金元时期，医家对脉诊越发重视，出现了大量的脉诊专著，促进了脉诊的普及、提高。金元四大医学流派的代表人物刘完素、李杲、朱震亨、张从正的学术观点各异，但都重视脉诊的临床运用，都以各自丰富的临床经验，充实并发展了脉证结合的内容。

　　为启迪后学，并将脉诊类古籍发扬光大，我社组织中医诊断学和文献整理专业的专家编写，出版了《中医脉学名著名家点评与临证心得丛书》。本丛书遴选历代名医与脉学相关的名著，旨在以经典理论为纽带，以精深的点评及实用的临证心得为特点，打造一套适合中医专业院校师生、中医临床工作者和广大中医爱好者学习参考的图书。

　　丛书内容主要分为古籍原文、点评、临证心得三大部分。其中，古籍原文部分，是全书内容的主线，并对古籍中出现的冷僻费解或具有特定含义的字词、术语等内容予以注释；点评部分，是抓住书中的主旨精论、蕴含深义、疑惑谬误之处，予以点拨评议，或考证比堪，溯源寻流；临证心得部分，是将原文中相关内容结合临床实际或临床典型案例，对其进行细致解析，并予以归纳、提炼，帮助读者深入体会，以期达到注重临床、讲求实用之目的。全书内容条理清晰、直观实用，旨在帮助读者从读经典入手，吸纳先贤行医经验，深入学习和理解脉学相关知识，在临床上学以致用，提高临证水平。

希望本丛书的出版，能够为诵读脉学医籍经典、切于临床实用、培养中医临床人才贡献一份力量。在此过程中，我们期待广大读者的帮助和指点。

中国医药科技出版社有限公司

2023 年 8 月

前言

《脉理存真》为清代医家余显廷撰。全书分三卷，卷首附余显廷父亲余丽元所撰《滑伯仁先生传》。上卷收录元代医家滑寿所著脉学专著《诊家枢要》。中卷为余显廷先叔祖燕峰公所辑《脉理》一书，此书将脉分为十三组，进行详细辨别。下卷系余氏对于脉诊相关问题、脏腑诊断疑点等等进行引经据典深入探讨。虽然本书内容不多，仅有三卷，但其中体现了脉学理论从元代滑寿《诊家枢要》，到余氏叔公深入研究成果及余氏自身临床心得逐步深入的过程，旨在将脉学理论与临床实际结合起来。

全书上卷收录元代医家滑寿所著《诊家枢要》，论述了重要的脉学理论。其中重点论述了30种脉，每条首叙该脉体象及主病，然后依临床常见兼脉简述其病候。最后依该脉所现寸、关、尺不同部位分述其常见病证。对脉体的描述，多采用两种相反脉象对照的方法，互为参校，知常达变。此卷在讨论脉理、时脉、平脉、病脉、死脉、小儿指纹诊要、诊家宗法诸问题的论述中均有独到之处，尤其是诊脉之道，论述之详，涉及之广及诸脉象相反对照的写作方法是本书的特色之一，并为后世所重视。临床上常用的浮沉、迟数、虚实、长短以及相兼类脉如濡、弱、微脉等脉象鉴别多遵循本卷，对指导临床诊断有重要的意义。因此，余氏极其推崇此书，认为此书"每脉主病论之至精""独具卓识，能补前贤所未及，能正异说之纠纷，至精而约，至简而该，诚诊家之宝筏也"。

中卷为余显廷先叔祖燕峰公所辑《脉理》一书，书中将脉分为十三组，进行详细辨别，精准明了。延续滑寿所著《诊家枢要》中"脉阴阳类成"列举的十三组共计30种脉象，按脉位、脉至数、脉流利度、脉长、脉力、脉宽、脉律、脉紧张度、相兼脉进行分组，详细描述了各脉象的特征，并对每一个脉象进行机制分析，而每一组脉象又重在辨析其异同点。如余显廷主张从洪脉、细脉中各分别出大脉、小脉，30种脉中亦由阴脉、阳脉，细分至阳中阴（芤脉、滑脉、革脉、弦脉）、阴中阳（濡脉、牢脉、紧脉）。余显廷的主要贡献在于，以滑伯仁脉理佐以燕峰公所辨脉象，其"理与象""形与

1

气"的识见，最终溯源至太极图、易理层面。其次重视分析四时气候变化对脉象影响，以及根据脉象变化辨病势内容，体现了中医"天人合一"的整体观念。本卷最重要的贡献除了对脉象特征、机制分析外，是将每脉对应分主病症，详细分析每一种脉象对应的临床病证，写心得、重实践，故有利于启发后世临床医家通过总结、分析脉理医案，将理论与临床实践紧密结合。

下卷系余氏对于脉诊相关问题、脏腑诊断疑点等内容进行引经据典的深入探讨，颇具新意。对于脉学相关理论探讨，余氏引录了孙一奎《医旨绪余》中的一些篇章对阴阳易理、脏腑学说进行了讨论。本书集中前贤对于脉诊的观点加以阐发，重点引用中医经典之作《黄帝内经》《难经》的脉诊观点作为基础，选取后世存在争议的部分内容展开讨论，如命门、三焦、手心主、人迎气口等，引经据典，论据充分，说理清晰，通俗易懂，同时文中批判了后世医家的一些错误观点。余氏论述的脉诊相关内容对临床具有重要的指导意义。以经典理论为纽带，以点评精深、临证心得实用为特点，融思想性、学术性、可读性于一体。

本书对上述内容进行校注，并对重要的章节进行点评和临床心得阐发，以期对脉学理论探讨和临床辨证论治有一定指导意义。

本书的编写原则是尊重原著思想，在中医学经典著作《黄帝内经》《难经》的基础上进行阐发。原著是余显廷集中了滑寿、孙一奎等前贤对于脉诊的观点加以阐发而成。本书编写过程中，首先根据研究古籍底本、参考现有校本，参考相关文献资料，进行详细全面校注；其次是对余氏医学观点的点评、解惑，并探讨其对临床的指导意义。

本书以清光绪二年（1876年）慎德堂刻本为底本进行细致的校注和点评，使得本书更加易于阅读。本书寻找古籍底本的过程中得到了广州中医药大学图书馆的大力支持，在此表示衷心的感谢！另外，感谢本书编委会的每一位老师与博士生们，感谢大家在本书的收集、整理、校勘以及研究本书内涵，撰写点评与临床心得方面付出的辛勤努力！

本书是脉学学习与研究较好的参考书，对于临床脉诊具有很好的指导意义。本书适合中医学专业临床工作者、中医研究人员，以及中医爱好者使用。

邓月娥

2023 年 8 月

目 录

序 ··· 1

《脉理存真》序 ··· 2

《脉理存真》序 ··· 4

滑伯仁先生传 ··· 6

上 卷

左右手配脏腑部位 ···································· 10

五脏平脉 ··· 11

四时平脉 ··· 12

呼吸沉浮定五脏脉 ··································· 12

因指下轻重以定五脏 ································ 13

三部所主九候附 ······································· 13

脉贵有神 ··· 15

脉阴阳类成 ·· 16

妇人脉法 ··· 22

小儿脉 ·· 22

诊家宗法 ··· 23

跋 ··· 25

中 卷

浮沉 ·· 30

迟数 ·· 32

滑涩 ……………………………………………… 34

长短 ……………………………………………… 36

虚实 ……………………………………………… 38

微细 ……………………………………………… 40

濡弱 ……………………………………………… 41

动芤 ……………………………………………… 43

牢革 ……………………………………………… 45

伏散 ……………………………………………… 46

洪弦紧 …………………………………………… 48

促结代 …………………………………………… 51

大小疾 …………………………………………… 54

　　附　辨似脉 ………………………………… 56

下　卷

太极图抄引 ……………………………………… 62

周子太极图说 …………………………………… 63

不知《易》者不足以言太医论 ………………… 65

两肾命门合周子太极图形 ……………………… 67

越人曰左为肾右为命门合二气圆转太极图说 … 68

灵兰秘典十二官论 ……………………………… 71

人身内景说 ……………………………………… 72

三阴三阳表里 …………………………………… 74

诊命门说 ………………………………………… 76

诊手心主说 ……………………………………… 77

诊三焦说 ………………………………………… 79

诊大小肠说 ……………………………………… 80

诊膀胱说 ………………………………………… 82

人迎气口辨 ……………………………………… 83

《难经本义》五行子母相生图 ………………… 89

《十八难图注》辨 ……………………………… 90

《内经》分配脏腑部位 ………………………… 91

序

　　医学自岐黄而后，代不乏人。而方书之散见于百家者，亦不一其说，率多各逞己见，纷纷聚讼，妄议前人，未能切理餍心^①，存真辨伪，是亦医家之通患也。余君显廷，嗜学人也。性恬静，常恨不十年读书，甫弱冠，辄通医学，性之所近，业最精焉。丙子岁，予游幕石署中，见君案头书甚夥^②，多古经希见之本，沉思渺虑^③，直凑单微^④。每于更阑灯炧^⑤与予谈论，尝谓此事非小道，当以《灵枢》《素问》为根柢^⑥，《难经》《金匮》诸大家为典要，而后参酌群言，务期至当，庶几析理既真，审脉自确，不致有承讹之失。予虽不知医，然耳熟之下，自觉其说理透辟，取法精详，不啻先得我心者。继以手订《脉理存真》一帙见示，予披阅之，简而括，亦详而明。其上卷则元许昌滑氏所著，坊间罕见，实为《诊家枢要》；中卷则君先叔祖燕峰公所辑，原原本本，足征家学渊源；下卷则独具精心，博览群经，摭采诸说，折衷于一是。后并附选先儒《河洛精蕴》^⑦数节，尤见医通于《易》，阴阳至理，互相发明。至若缕析条分，征据该洽^⑧，洵^⑨足破后人之疑案，扩先哲之真诠，以存医家之正轨也。而其尊信旧文，急欲为表章之，俾不至终于湮没者，亦足见君之济世情殷，敏而好学之意也夫。

光绪二年孟秋月姻愚弟戴桂谨序

---

① 切理餍（yàn 咽）心：切合事理而令人心满意足。餍，满足。

② 夥（huǒ 火）：多。

③ 渺虑：深思熟虑。渺，水势辽远貌。

④ 直凑单微：直聚细微之处。单微，细微之处。

⑤ 更阑灯炧（xiè 谢）：深夜点着灯烛。更阑，更深夜残。灯炧，灯烛。

⑥ 根柢：根基，基础。

⑦ 《河洛精蕴》：为江永 79 岁时之作。内篇"河洛之精"3 卷，外篇"河洛之蕴"6 卷。

⑧ 该洽：完备周详。该，古同"赅"，完备。

⑨ 洵：假借为"恂"。诚然，确实。《诗经·邶风·静女》："洵美且异。"

《脉理存真》序

　　《礼记》曰：医不三世，不服其药。诚谓医道之难，非世其学者不能知。谚曰：为人子者不可不知医。然则医固人子所当知，特恐畏为难知而即于怠，抑或视为易知而又失之疏也。吾家自曾祖泽远公尝学医，略知梗概，先祖韫堂公未尝学医，而命次子学之，即先二叔父燕峰公也。先父厚山公，亦尝学医，自言脉理难辨中止，燕峰公则精究于脉理，深得其要领，而尤长于针灸，惜天不假年①，未竟其业。先三叔父梦塘公，痛父兄之相继逝也，发愤而学医，探源于《内经》《难经》，宗主于张仲景，而博采于李东垣、朱丹溪、刘河间、薛立斋、张景岳诸大家，以折其衷，殚精极思，专务于此道者数十年，著《医林枕秘》十卷，《梦塘三书》八卷，《保赤存真》十卷，吾家医学固推梦塘公为最，即当时就诊者，应手辄效，能起沉疴，决生死，远近佩服，无论知与不知者无异辞，咸叹为近今所仅见焉。先伯兄绍唐，亦尝学医，性颖悟，不泥于方书，不幸早逝。先从兄②允恭，能继梦塘公之学，贯微达幽，不失细小，可谓三折肱知为良医③者矣。吾习闻医说于父兄之论方辨症，耳熟能详，但不知脉理，故不敢以医名，吾从弟小亭、遵武，能世守其家学，遵武勤于学力，而小亭优于天资，加以学力，故所造益深。吾家食指④日繁，援人子不可不知医之训，命三子廉斋学医，肄业⑤于斯者五年矣。小亭弟以《保赤存真》见示，廉

---

　　① 天不假年：天公不给以寿命。指寿命不长。假：给予。

　　② 从兄：同祖伯叔之子年长于己者。即堂兄。

　　③ 三折肱知为良医：《左传·定公十三年》："三折肱知为良医。"谓多次折断手臂，就能懂得医治折臂的方法。后多喻对某事阅历多，富有经验，自能造诣精深。

　　④ 食指：指家族人口。《聊斋志异》卷一《王成》："一家十余食指，无冻馁忧，是何宝如之！"

　　⑤ 肄（yì义）业：修习课业。

斋心向往之，请付剞劂^①，又念燕峰公《脉理》一书可与滑伯仁并传，不忍湮没，因取《诊家枢要》列于前，而杂采诸家言以附之，汇为三卷，予名之曰《脉理存真》，附梓于《保赤存真》之后，盖欲存先泽而不失其真也。夫吾家医学，父子、兄弟、叔侄，世传其业，学有渊源，迄于今盖五世矣。岂惟三存世云乎哉？廉斋其敬勉之，念医固人子所当知，知之可以保家，可以守身，可以济世，勿畏为难知而即于怠，勿视为易知而失之疏，庶几^②仰承家学，无坠厥命，是则予之所深望也。

　　　　　　夫时维^③光绪二年岁在丙子孟秋之月

　　　　　　介石余丽元序

　　　　　　石门后学徐著谦书

---

① 剞劂（jījué 积绝）：雕版，刻印。

② 庶几：或许可以。

③ 维：表示判断。相当于"乃""是""为"。《诗经·小雅·谷风》："众维鱼矣。"

《脉理存真》序

　　昔皇甫谧有言，人而不精医道，虽有忠孝之心、仁慈之性，君父危困，赤子颠连①，将何以济？夫欲精医道者在读书，读而不能为医者有矣，未有不读而能为医者也。余幼失恃②，奉父命弃儒习医，谓母体羸弱多病，为人子者不可不知医，况可保身，亦可济世。尝闻诸庭训，曰非圣人之书不可读。今肄业于医有年，颇觉得力斯语，良以诸家之书，虽详不精，徒博不约，义浅辞繁，浩如烟海，不若精究四圣之遗书，探其源而通其变，则入道转难为易矣。如以古书之深奥视为畏途，而徒涉猎诸家之书，是欲趋易路而不知入道之愈难也。故余惟从事岐、黄、秦、张四圣之书，虽未深造，而或间有一得，则觉古经之甚可味也。滑氏尝云：百家③者，流④莫大于医，医莫先于脉。虽经云"望而知之谓之神，闻而知之谓之圣，问而知之谓之工，切而知之谓之巧"，然而神圣难言矣。盖得其工巧，则医之能事思过半矣。独怪今之医者，以脉之理至微而竟弃之不讲，是则入道无门矣；或则惟脉是图，自诩技高，可以切脉而知，杜病者之口，无须述症，诊毕从不一问，而使愚者反称其神矣。然则自古医圣，莫不以脉证互参，今能切脉即知其病而无借于四诊，其技果超出于轩、岐、扁鹊、仲景乎？抑亦自欺而欲欺人乎？且脉，人之气血附行于经络，热胜则脉疾，寒胜则脉迟，实则有力，虚则无力，亦祇言其大概耳，至于得病之由及所伤之物，岂能以脉知乎？故医者不可不问其由，病者不可不告其故。孙真人云未诊先问，最为有准，而东坡则云只图愈疾，不图困医，其言良为有理，足以破世人之惑矣。余自得《诊家枢要》一书，如夜行得月，获益实

---

　　① 颠连：困顿不堪；困苦。按《针灸甲乙经·序》作"涂地"。宋·张载（西铭）："凡天下疲癃残疾，惸独鳏寡，皆吾兄弟之颠连而无告者也。"

　　② 失恃：丧母。《诗经·小雅·蓼莪》："无父何怙，无母何恃？"

　　③ 百家：泛指各行业从事某种专门活动或有技艺的人。

　　④ 流：各行业的品类。明·刘基《卖柑者言》："滑稽之流。"

非浅鲜，犹恐其书未尽传于世，不敢私秘，爰重刻以公同志。然《枢要》中则于每脉主病论之至精，我叔祖燕峰公所遗《脉理》一书，则于辨脉象言之尤详，且燕峰公一生心血所遗，不忍其湮没弗彰，亟当汇梓^①存以问世。此外尚有较定^②《铜人图》一卷、《针灸图》一卷，精神贯注，全在针灸，惜天不假年，未卒业而殁，良足伤矣！予复忘其谫陋^③，慨诊家之分配部位讫无定论，而特遵古经以发挥其义，附诸卷末，折中则有之，杜撰则弗敢也。书成，吾父名之曰"脉理存真"，亦犹"保赤存真"之意云尔。愿以就正当代君子，进而教之，以匡不逮，是则予之幸矣。

光绪二年丙子秋七月橘泉子余显廷谨识

---

① 梓：刻板，付印。

② 较定：考核断定。较，此同"校"。

③ 谫（jiǎn 简）陋：浅陋。谫，浅薄。《史记·李斯列传》："能薄而材谫。"

滑伯仁先生传

新安介石余丽元撰

滑寿，字伯仁，号樱[①]宁生，许昌人，元之奇士也。生性警敏，工文辞，尤精于医，尝受业京口[②]王居中氏。居中以黄帝、岐伯之书启之，既而喟然叹曰《素问》为说备矣，第[③]其篇次无序，乃注《素问钞》，凡十二卷。又以《难经》文辞古奥，辨析精微，读者不能遽[④]晓，乃采摭十一家，融会诸说，而以己意折衷之，辨论精核[⑤]，本其旨义而注之，为《难经本义》二卷。视他家所得为多，故今惟《本义》传于世，尝言道莫大于医，医莫先于脉，病[⑥]高阳生[⑦]之凿七表、八里、九道，求脉之明，实脉之晦，乃作《诊家枢要》一卷。简而尽，核[⑧]而当，盖得岐、黄、越人之精而约取之，非异说所得而托也。尝学针法于东平高洞阳，又有《经络发挥》与《疮疡痔瘘》《医韵》等篇，亦可谓集往哲之大成矣！惜当世无表彰之者，故后学但知宗张、刘、李、朱为圭臬[⑨]，于伯仁诸集若罔闻知。盖东垣、丹

---

① 樱：慎德堂本作"樱"，疑为刻印之误，下同。

② 京口：今江苏镇江。

③ 第：但。

④ 遽：立刻，马上。

⑤ 精核：精辟翔实。

⑥ 病：困惑。

⑦ 高阳生：六朝人。一作五代人，曾将王叔和撰之《脉经》编成歌诀以便传颂，名曰《王叔和脉诀》。

⑧ 核：翔实。

⑨ 圭臬（niè 聂）：比喻典范；准则。

溪为当时缙绅①所揄扬②，声名藉甚③，伯仁非弗若也，乃艺虽高而名弗彰。太史公曰：岩穴之士④，欲砥立名行⑤，非附青云之士⑥，恶⑦能声施后世哉？信如斯言，余为伯仁慨矣！元初，伯仁祖父官江南，自许昌徙仪真，而伯仁生焉，许昌其祖贯，实则仪真人也。伯仁卒于明洪武中，故《明史》列之《方伎传》，然戴良《九灵山房集》有怀滑樱宁诗曰："海日苍凉两鬓丝，异乡飘泊已多时。欲为散木留官道，故托长桑说上池。蜀客著书人岂识，韩公卖药世偏知。道涂⑧同是伤心者，只合相从赋黍离⑨。"则伯仁亦抱节⑩之遗老，托于医以自晦⑪者也，余故特表之而为之传。

---

① 缙绅：插笏于绅带间，旧时官宦的装束。亦借指士大夫。缙，又作"搢"，插。绅，约束衣服外面的大带子。

② 揄扬：赞扬，宣扬。揄，引，挥动。

③ 藉（jí 吉）甚：通"籍甚"，盛大。名声显赫。

④ 岩穴之士：指隐士。古时隐士多山居，故称。

⑤ 砥立名行：砥砺磨练，立名于名人之行列。

⑥ 青云之士：指位高名显的人。

⑦ 恶（wū 屋）：疑问代词，"何""怎么"。《左传·襄公二十八年》："恶识宗？"

⑧ 道涂：同"道途"。

⑨ 海日苍凉两鬓丝……只合相从赋黍离：滑寿，本刘姓，与刘伯温为从兄弟，因医改滑姓。滑寿不愿出仕，欲效仿扬雄以学术避世、韩康以卖药逃名，而置身医学界，然"黍离"诗表明，滑寿虽隐于医林，却一样不能真正隐逸，因其声名而为世人所知。散木，《庄子·人间世》言"散木也，以为舟则沉，以为棺椁则速腐"，原指因无用而享天年的树木，后多喻天才之人或全真养性、不为世用之人。黍离，《诗经·王风·黍离序》："黍离，闵宗周也。"《诗经·王风·黍离》为行役者伤时的感慨。

⑩ 抱节：坚守节操。

⑪ 自晦：自隐才能，不使声名彰著。

上卷

元许昌滑寿伯仁著

后学余显廷廉斋甫校订

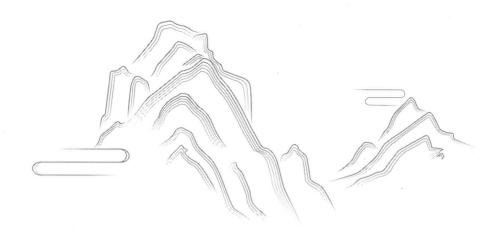

《诊家枢要》曰：天下之事，统之有宗，会之有元。言简而尽，事核而当，斯为至矣！百家者，流莫大于医，医莫先于脉。浮沉之不同，迟数之反类，曰阴曰阳，曰表曰里，抑亦以对待而为名象焉，有名象而有统会矣。高阳生之七表、八里、九道，盖凿凿也。求脉之明，为脉之晦，或者曰脉之道大矣，古人之言亦夥矣。犹惧弗及，而欲以此统会该①之，不既太简乎？呜呼！至微者脉之理，而名象著焉，统会寓焉，观其会通，以知其典礼，君子之能事也。由是而推之，则沂流穷源②，因此识彼诸家之全，亦无遗珠③之憾矣！

脉者，气血之先也。气血盛则脉盛，气血衰则脉衰，气血热则脉数，气血寒则脉迟，气血微则脉弱，气血平则脉治。又长人脉长，短人脉短，性急人脉急，性缓人脉缓。左大顺男，右大顺女，男子尺脉常弱，女子尺脉常盛。此皆其常也，反之者逆。

左右手配脏腑部位

左手寸口：心、小肠脉所出。

左关：肝、胆脉所出。

左尺：肾、膀胱脉所出。命门与肾脉通。

右手寸口：肺、大肠脉所出。

右关：脾、胃脉所出。

右尺：命门、心包络、手心主、三焦脉所出。

点 评

金·李东垣《脉诀指掌病式图说》云"右手足六经脉"，尺：手少阳三焦脉洪散而急，手厥阴包络脉沉弦而散。关：足阳明胃脉浮长而滑，足太阴脾脉沉软而滑。寸：手阳明大肠脉浮短而滑，手太阴肺脉涩短而滑。

---

① 该：通"赅"，包容，包括。《楚辞·天问》："该秉季德。"下同。

② 沂（sù 素）流穷源：亦作"溯流穷源"。推寻原委。

③ 遗珠：喻指弃置未用的美好事物或贤德之才。

"左手足六经脉"，尺：足太阳膀胱脉洪滑而长，足少阴肾脉浮濡而滑，一作沉濡。关：足少阳胆脉弦大而浮，足厥阴肝脉弦细而长。寸：手太阳小肠脉洪大而紧，手少阴心脉洪而微实。即为文中左右手寸关尺配脏腑部位。《脉诀指掌病式图说》云"此阴阳六经脉之常体及其消息，盈虚则变化不测，运动密稀与天地参同"。

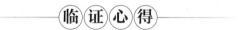

统一见上卷末临证心得。

五脏平脉

心脉浮大而散，肺脉浮涩而短，肝脉弦而长，脾脉缓而大，肾脉沉而软滑。

心合血脉，心脉循血脉而行，持脉指法如六菽①之重。按至血脉而得者为浮，稍稍加力脉道粗者为大，又稍加力脉道阔软者为散。

肺合皮毛，肺脉循皮毛而行，持脉指法如三菽之重。按至皮毛而得者为浮，稍稍加力脉道不利为涩，又稍加力不及本位曰短。

肝合筋，肝脉循筋而行，持脉指法如十二菽之重。按至筋而脉道如筝弦相似为弦，次稍加力脉道迢迢②者为长。

脾合肌肉，脾脉循肌肉而行，持脉指法如九菽之重。按至肌肉如微风轻飐③柳梢之状为缓，次稍加力脉道敦实者为大。

肾合骨，肾脉循骨而行，持脉指法如十五菽之重④。按至骨上而得者为沉，次重而按之脉道无力为濡，举止来疾流利者为滑。

凡此五脏平脉，须要察之，久久成熟，一遇病脉自然可晓。经曰：先识经脉而后识病脉，此之谓也。

---

① 菽（shū 叔）：豆类的总称。

② 迢迢：漫长貌。

③ 飐（zhǎn 展）：风吹颤动。

④ 如十五菽之重：此六字原缺，疑漏刻。据《诊家枢要》补。

点 评

知常则达变。经曰：诊脉之法，常以平旦，阴气未动，阳气未散，饮食未进，经脉未盛，络脉调匀，气血未乱，故乃可诊有过之脉。持脉之法，不仅因五脏有三菽、六菽轻重不同，更要于轻重之间，随人强弱肥瘦，以意消息进退举按之宜，称其浮沉，诸类应于四时五行，与人五脏相应。《备急千金要方》载曰："心肺俱浮，合一别之？然。浮而大散者，心也；浮而短涩者，肺也。肾肝俱沉，何以别之？然。牢而长者，肝也；按之软，举指来实者，肾也。脾者中州，故其脉在中，是阴阳之脉也。"经曰：先识经脉，而后识病脉，此之谓也。

四时平脉

春弦，夏洪，秋毛，冬石，长夏四季脉迟缓。

点 评

四时平脉为春弦、夏洪、秋毛、冬石。《备急千金要方》载曰："凡疗病，察其形貌神气色泽，脉之盛衰，病之新故，乃可治之。形气相得，色泽以浮，脉从四时，此为易治；形色相失，色夭不泽，脉实坚甚，脉逆四时，此为难治。逆四时者，春得肺脉，夏得肾脉，秋得心脉，冬得脾脉，其至皆悬绝涩者，曰逆。春夏沉涩，秋冬浮大，病热。脉静泄痢，脉大脱血，脉实病在中，脉坚实病在外，脉不实，名逆四时，皆难疗也。"

呼吸沉浮定五脏脉

呼出心与肺，吸入肾与肝，呼吸之间脾受谷味，其脉在中。心肺俱浮，浮而大散者心，浮而短涩者肺；肾肝俱沉，牢而长者肝，濡而来实者肾。脾为中州，其脉在中。

因指下轻重以定五脏

即前所谓三菽、五菽之重也。

点 评

本节五脏平脉部分有详细论述。三菽、五菽（当为六菽），菽者，小豆也。古人用于持脉力度的衡器。《伤寒论》云："师曰：脉者，人以指按之，如三菽之重者，肺气也；如六菽之重者，心气也；如九菽之重者，脾气也；如十二菽之重者，肝气也；按之至骨者，肾气也。假令下利，寸口、关上、尺中，悉不见脉，然尺中时以小见，脉再举头者，肾气也。若见损脉来至，为难治。"

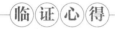

脉有寸关尺五脏三部，亦有轻重不同。当细心体会，方可心中了了，指下明白。

三部所主 九候附

寸为阳，为上部，主头项以下至心胸之分也；关为阴阳之中，为中部，主脐腹胠①胁之分也；尺为阴，为下部，主腰足胫股之分也。凡此三部之中，每部各有浮、中、沉三候，三而三之，为九候也。浮主皮肤，候表及腑；中主肌肉，以候胃气；沉主筋骨，候里及脏也。

凡诊脉之道，先须调平自己气息，男左女右。先以中指定得关位，却齐，下前后二指。初轻按以消息之，次中按消息之，然后自寸关至尺，逐部寻究。一呼一吸之间，要以脉行四至为率，闰以太息，脉五至为平脉

---

① 胠（qū 区）：腋下。

也，其有太过不及，则为病脉，看在何部，各以其部断之。

凡诊脉，须要先识时脉、胃脉与腑脏平脉，然后及于病脉。时脉，谓春三月，六部中俱带弦，夏三月俱带洪，秋三月俱带浮，冬三月俱带沉。胃脉，谓中按得之，脉和缓。腑脏平脉已见前章。凡人腑脏脉既平，胃脉和，又应时脉，乃无病者也。反此为病。

诊脉之际，人臂长则疏下指，臂短则密下指。三部之内大小、浮沉、迟数同等，尺寸、阴阳、高下相符，男女、左右、强弱相应，四时之脉不相戾①，命曰平人。其或一部之内独大、独小，偏迟偏疾，左右强弱之相反，四时男女之相背，皆病脉也。凡病之见，在上曰上病，在下曰下病，左曰左病，右曰右病，左脉不和，为病在表为阳，主四肢；右脉不和，为病在里为阴，主腹脏。以次推之。

凡取脉之道，理各不同，脉之形状，又各非一。凡脉之来，必不单至，必曰浮而弦、浮而数、沉而紧、沉而细之类，将何以别之？大抵提纲之要，不出浮、沉、迟、数、滑、涩之六脉也。浮沉之脉，轻手重手取之也；迟数之脉，以己之呼吸而取之也；滑涩之脉，则察夫往来之形也。浮为阳，轻手而得之也，而芤、洪、散、大、长、濡、弦，皆轻手而得之之类也；沉为阴，重手而得之也，而伏、石、短、细、牢、实，皆重手而得之之类也。迟者一息脉二至，而缓、结、微、弱，皆迟之类也；数者一息脉六至，而疾、促皆数之类也。或曰滑类乎数，涩类乎迟，何也？然脉虽是，而理则殊也。彼迟数之脉，以呼吸察其至数之疏数；此滑涩之脉，则以往来察其形状也。数为热，迟为寒，滑为血多气少，涩为气多血少。

所谓脉之提纲，不出乎六字者，盖以其足以统夫表里、阴阳、冷热、虚实、风寒、燥湿、脏腑、血气也。浮为阳为表，诊为风为虚；沉为阴为里，诊为湿为实；迟为在脏，为寒为冷；数为在腑，为热为燥；滑为血有余，涩为气独滞也。人一身之变，不越乎此，能于是六脉之中以求之，则疢疾②之在人者，莫能逃焉！

持脉之要有三：曰举，曰按，曰寻。轻手循之曰举，重手取之曰按，不轻不重委曲求之曰寻。初持脉，轻手候之，脉见皮肤之间者，阳也腑

---

① 戾：违背，违反。

② 疢（chèn 趁）疾：疾病。疢，亦作"疹"，烦热，疾病。

也，亦心肺之应也；重手得之，脉附于肉下者，阴也脏也，亦肝肾之应也；不轻不重，中而取之，其脉应于血肉之间者，阴阳相适，中和之应，脾胃之候也。若浮、中、沉之不见，则委屈而求之，若隐若见，则阴阳伏匿之脉也。三部皆然。

察脉须识上、下、来、去、至、止六字，不明此六字，则阴阳虚实不别也。上者为阳，来者为阳，至者为阳；下者为阴，去者为阴，止者为阴也。上者，自尺部上于寸口，阳生于阴也；下者，自寸口下于尺部，阴生于阳也。来者，自骨肉之分而出于皮肤之际，气之升也；去者，自皮肤之际而还于骨肉之分，气之降也。应曰至，息曰止也。

明脉须辨表、里、虚、实四字。表，阳也，腑也，凡六淫之邪袭于经络而未入胃腑及脏者，皆属于表也；里，阴也，脏也，凡七情之气郁于心腹之内不能越散，饮食五味之伤留于腑脏之间不能通泄，皆属于里也。虚者，元气之自虚，精神耗散，气力衰竭也；实者，邪气之实，由正气之本虚，邪得乘之，非元气之自实也。故虚者补其正气，实者泻其邪气，经所谓邪气盛则实，精气夺则虚，此大法也。

凡脉之至，在筋肉之上，出于皮肤之间者，阳也，腑也；行于肌肉之下者，阴也，脏也。若短小而见于皮肤之间，阴乘阳也；洪大而见于肌肉之下者，阳乘阴也。寸尺皆然。

脉贵有神

东垣云：不病之脉，不求其神，而神无不在也；有病之脉，则当求其神之有无。谓如六数七极，热也，脉中此中字，浮、中、沉之中有力言有胃气即有神矣，为泄其热；三迟二败，寒也，脉中有力说并如上即有神矣，为去其寒。若数、极、退、败中不复有力，为无神也，将何所恃邪？苟不知此，而遽泄之去之，人将何以依而主邪？故经曰：脉者，血气之主；血气者，人之神也。善夫！

回 点 评

　　凡四时之脉皆以胃气为本。"有胃气则生，无胃气则死"，故"虽有四时王相之脉，无胃气者难瘥也"。胃脉即是有神、有力之脉。《备急千金要方》云："何为胃气脉来弱以滑者是也，命曰易治。"

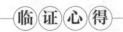

　　统一见上卷末临证心得。

脉阴阳类成

　　浮，不沉也。按之不足，轻举有余，满指浮上曰浮。为风虚动之候，为胀，为风，为痁①，为满不食，为表热，为喘。浮大伤风鼻塞，浮滑疾为宿食，浮滑为饮。左寸浮主伤风，发热，头疼，目眩及风痰。浮而虚迟，心气不足，心神不安；浮散，心气耗，虚烦；浮而洪数，心经热。关浮腹胀。浮而数，风热入肝经；浮而促，怒气伤肝，心胸逆满。尺浮，膀胱风热，小便赤涩。浮而芤，男子小便血，妇人崩带；浮而迟，冷疝、脐下痛。右寸浮，肺感风寒，咳喘，清涕，自汗，体倦。浮而洪，肺热而咳；浮而迟，肺寒喘嗽。关浮，脾虚中满不食。浮大而涩，为宿食；浮而迟，脾胃虚。尺浮，风邪客下焦，大便秘。浮而虚，元气不足；浮而数，下焦风热，大便秘。

　　沉，不浮也。轻手不见，重手乃得。为阴逆阳郁之候，为实，为寒，为气，为水，为停饮，为癥瘕，为胁胀，为厥逆，为洞泄。沉细为少气，沉迟为痼冷，沉滑为宿食，沉伏为霍乱，沉而数内热，沉而迟内寒，沉而弦心腹冷痛。左寸沉，心内寒邪，为痛，胸中寒饮，胁疼。关沉，伏寒在经，两胁刺痛；沉弦，癖②内痛。尺沉，肾脏感寒，腰背冷痛，小便浊而

---

　　① 痁（shān 山）：疟疾的一种，多日一发。

　　② 癖（pǐ 痞）：潜匿在两胁间的积块。

频，男为精冷，女为血结；沉而细，胫酸阴痒，溺有余沥。右寸沉，肺冷，寒痰停蓄，虚喘少气。沉而紧滑，咳嗽；沉细而滑，骨热寒热，皮毛焦干。关沉，胃中寒积，中满吞酸。沉紧，悬饮。尺沉，病水，腰脚疼。沉细，下利，又为小便滑，脐下冷痛。

迟，不及也。以至数言之，呼吸之间脉仅三至，减于平脉一至也。为阴盛阳亏之候，为寒，为不足。浮而迟，表有寒；沉而迟，里有寒。居寸为气不足，居尺为血不足。气寒则缩，血寒则凝也。左寸迟，心上寒，精神多惨；关迟，筋寒急，手足冷，胁下痛；尺迟，肾虚便浊，女人不月。右寸迟，肺感寒，冷痰气短；关迟，中焦寒及脾胃伤冷物不化，沉迟为积；尺迟，为脏寒，泄泻，小腹冷痛，腰脚重。

数，太过也。一息六至，过平脉两至也。为烦满，上为头疼，上为热，中为脾热，口臭，胃烦，呕逆，左为肝热目赤，右下为小便黄赤，大便秘涩。浮数表有热，沉数里有热也。

虚，不实也。散大而软，举按豁然，不能自固，气血俱虚之诊也。为暑，为虚烦多汗，为恍惚多惊，为小儿惊风。

实，不虚也。按举不绝，迢迢而长，动而有力，不疾不迟。为三焦气满之候，为呕，为痛，为寒塞，为气聚，为食积，为利，为伏阳在内。左寸实，心中积热，口舌疮，咽疼痛。实大，头面热风，烦躁，体痛面赤。关实，腹胁胀满，实而浮大，肝盛目暗，赤痛。尺实，小腹痛，小便涩。实而滑，淋沥，茎痛，溺赤；实大，膀胱热，溺难；实而紧，腰痛。右寸实，胸中热，痰嗽烦满。实而浮，肺热咽燥痛，喘咳气壅。关实，伏阳蒸内，脾虚食少，胃气滞。实而浮，脾热，消中善饥，口干劳倦。尺实，脐下痛便难，或时下利。

洪，大而实也。举按有余，来至大而去且长，腾上满指。为荣络大热，血气燔灼之候，为表里皆热。左寸洪[①]，眼赤，口疮，头痛，内烦；关洪，肝热及身痛，四肢浮热；尺洪，膀胱热，小便赤涩。右寸洪，肺热毛焦，唾粘咽干；关[②]洪而紧为胀；尺洪，腹满，大便难，或下血。

微，不显也。依稀轻细，若有若无。为气血俱虚之侯，为虚弱，为

① 左寸洪：原缺，据《诊家枢要》补。

② 关：原缺，据《诊家枢要》补。

泄，为虚汗，为崩漏败血不止，为少气。浮而微者，阳不足，必身体恶寒；沉而微者，阴不足，主脏寒下利。左寸微，心虚忧惕，荣血不足，头痛胸痞，虚劳盗汗；关微，胸满气乏，四肢恶寒，拘急；尺微，败血不止，男为伤精尿血，女为血崩带①。右寸微，上焦寒痞，冷痰不化，中寒少气；关微，胃寒气胀，食不化，脾虚噫气，心腹冷痛；尺微，脏寒泄泻，脐下冷痛。

弦，按之不移，举之应手，端直如弓弦。为血气收敛，为阳中伏阴，或经络间为寒所滞，为痛，为疟，为拘急，为寒热，为血虚，为盗汗，为凝气结，为冷痹，为疝，为饮，为劳倦。弦数为劳疟，双弦，胁急痛，弦长为积。左寸弦，头疼心惕，劳伤，盗汗乏力。关弦，胁肋痛，痃癖②。弦紧为疝瘕，为瘀血；弦小，寒癖；尺弦，小腹痛；弦滑，腰脚痛。右寸弦，肺受寒，咳嗽，胸中有寒痰。关弦，脾胃伤冷，宿食不化，心腹冷痛，又为节。尺弦，脐下急痛不安，下焦停水。

缓，不紧也。往来纤缓，呼吸徐徐。以气血两衰，故脉体为之徐缓，而为风，为虚，为痹，为弱，为疼。在上为项强，在下为脚弱。浮缓沉缓，血气弱。左寸缓，心气不足，怔忡多忘，亦主项背急痛；关缓，风虚眩虚，腹胁气结；尺缓，肾虚冷，小便数，女人月事多。右寸缓，肺气浮，言语短气；关缓，胃虚弱，不沉不浮，从容和缓，乃脾家本脉也；尺缓，下寒脚弱，风气秘滞，浮缓，肠风泄泻，沉缓，小腹感冷。

滑，不涩也。往来流利，如盘走珠，不进不退。为血实气壅之候，盖气不胜于血也，为呕吐，为痰逆，为宿食，为经闭滑而不断绝，经不闭，有断绝者经闭。上为吐逆，下为气结。滑数为结热。左寸滑，心热，滑而实大，心惊舌强；关滑，肝热，头目为患；尺滑，小便淋涩，尿赤，茎中痛。右寸滑，痰饮呕逆，滑而实，肺热，毛发焦，膈壅，咽干，痰晕目昏，涕涶③粘；关滑，脾热口臭，及宿食不化，吐逆，滑实，胃热；尺滑，因相火炎而引饮多作冷，腹鸣，或时下利，妇人主血实气壅，月事不通，若和

---

① 带：此字下疑脱"下"字。

② 痃（xián 弦）癖：病名。《太平圣惠方》卷四十九："夫痃癖者，本因邪冷之气积聚而生也。痃者，在腹内近脐左右，各有一条筋脉急痛，大者如臂，次者如指，因气而成，强弦之状，名曰痃气也；癖者，侧在两肋间，有时而僻，故曰癖。"

③ 涶：同"唾"。

滑为孕。

涩，不滑也。虚细而迟，往来极难，三五不调，如雨沾沙，如轻刀刮竹。然为气多血少之候，为少血，为无汗，为血痹痛，为伤精，女人有孕，为胎痛无孕，为败血病。左寸涩，心神虚耗不安，及冷气心痛；关涩，肝虚血散，肋胀，胁满，身痛；尺涩，男子伤精及疝，女人月事虚败，若有病，主胎漏不安。右关涩，脾弱不食，胃冷而呕；尺涩，大便涩，津液不足，小腹寒，足胫逆冷经云滑者伤热，涩者中雾露。

长，不短也。指下有余，而过于本位，气血皆有余也。为阳毒内蕴，三焦烦郁，为壮热。

短，不长也。两头无，中间有，不及本位，气不足以前导其血也。为阴中伏阳，为三焦气壅，为宿食不消。

大，不小也。浮取之若浮而洪，沉取之大而无力，为血虚气不能相入也。经曰大为病进。

小，不大也。浮沉取之悉皆损小。在阳为阳不足。在阴为阴不足，前大后小则头疼目眩，前小后大则胸满气短。

紧，有力而不缓也。其来劲急，按之长，举之若牵绳转索之状。为邪风激搏，伏于荣卫之间，为痛，为寒。浮紧为伤寒身疼，沉紧为腹中有寒，为风痫。左寸紧，头热，目眩，舌强。紧而沉，心中气逆冷痛。关紧，心腹满痛，胁痛，肋急。紧而盛，伤寒浑身痛；紧而实，疟癖。尺紧，腰脚脐下痛，小便难。右寸紧，鼻塞，膈壅。紧而沉滑，肺实咳嗽。关紧，脾腹痛吐逆。紧盛，腹胀伤食。尺紧，下焦筑痛。

弱，不盛也。极沉细而软，怏怏①不前，按之欲绝未绝，举之即无。由精气不足，故脉萎弱而不振也。为元气虚耗，为萎弱不前，为瘤冷，为开热，为泄精，为虚汗。老得之顺，壮得之逆。左寸弱，阳虚心热，自汗；关弱，筋痿无力，妇人主产后客风面肿；尺弱，小便数，肾虚耳聋，骨肉痠痛。右寸弱，身冷多寒，胸中短气；关弱，脾胃虚，食不化；尺弱，下焦冷痛，大便滑。

动，其状如大豆，厥厥摇动，寻之有，举之无，不往不来，不离其处，多于关部见之。动而痛，为惊，为虚劳体痛，为崩脱，为泄利。阳动

---

① 怏怏：不高兴，不满意。

则汗出，阴动则发热。

伏，不见也。轻手取之绝不可见，重取之附着于骨。为阴阳潜伏，关鬲①闭塞之候，为积聚，为瘕疝，为食不消，为霍乱，为水气，为荣卫气闭而厥逆。关前得之为阳伏，关后得之为阴伏。左寸伏，心气不足，神不守常，沉忧抑郁；关伏，血冷，腰脚痛及胁下有寒气；尺伏，肾寒精虚，疝瘕寒痛。右寸伏，胸中气滞寒；关伏，中脘积块作痛及脾胃停滞；尺伏，脐下冷，下焦虚寒，腹中痼冷。

促，阳脉之极也。脉来数，时一止复来者曰促。阳独盛而阴不能相和也，或怒逆上，亦令脉促，为气粗，为狂闷，为瘀血发怔，又为气，为血，为饮，为食，为痰。盖先以气热脉数，而五者或一有留滞乎其间，则因之而为促，非恶脉也。虽然，加即死，退则生，亦可畏哉！

结，阴脉之极也。脉来缓，时一止复来者曰结，阴独盛而阳不能相入也。为癥结，为七情所郁，浮结为寒邪滞经，沉结为积气在内；又为气，为血，为食，为痰。盖先以气寒脉缓，而五者或有一留滞于其间，则阴而为结，故张长沙为结促皆病脉。

芤，浮大而软，寻之中空旁实，旁有中无，实在浮举重按之间，为失血之候。大抵气有余，血不足，血不能统气，故虚而大，若芤之状也。左寸芤，主心血妄行，为吐，为衄；关芤，主胁间血气痛，或腹中瘀血，亦为吐血目暗；尺芤，小便血，女人月事为病。右寸芤，胸中积血，为衄为呕；关芤，肠痛，瘀血及呕血不食；尺芤，大便血。又云前大后细，脱血也，非芤而何？

革与牢脉互换，沉伏实大廷按：此是牢脉之象，似宜作牢脉看，原注与牢脉互换，疑未妥，如鼓皮曰革廷续，浮大有力，中沉不可得见，气血虚寒。革，易常度也，妇人则半产漏下，男子则亡血失精，又为中风寒湿之诊也。

濡，无力也。虚软无力，应手散细，如棉絮之浮水中，轻手乍来，重手却去。为血气俱不足之候，为少血，为无血，为疲损，为自汗，为下冷，为痹。左寸濡，心虚易惊，盗汗泾气；关濡，荣卫不和，精神离散，体虚少力；尺濡，男为伤精，女为脱血，小便数，自汗多痣。右寸濡，

---

① 关鬲：同"关格"，或同"关膈"，指胸腹之间。鬲，同"膈"。

发^①热憎寒，气乏体虚；关濡，脾软不化饮食；尺濡，下元冷惫，肠虚泄泻。

牢，坚牢也。沉而有力，动而不移。为里实表虚，胸中气促，为劳伤。大抵其脉近乎无胃气者，故诸家皆以为危殆之脉云，亦主骨间疼痛，气居于表。

疾，盛也。快于数而疾，呼吸之间脉七至，热极之脉也。在阳犹可，在阴为逆。

细，微眇^②也。指下寻之，往来如线，盖血令气虚不足以充故也。为元气不足，乏力无精，内外俱冷，痿弱洞泄，为忧劳过度，为伤湿，为积，为痛在内及在下。

代，更代也。动而中止，不能自还，因而复动，由是复止，寻之良久，乃复强起为代。主形容羸瘦，口不能言。若不因病而人羸瘦，其脉代止，是一脏无气，他脏代止，真危亡之兆也。若因病而气血骤损，以致元气不续，或风家、痛家，脉见止代，只为病脉，故伤寒家亦有心悸而脉代者，腹心痛亦有结涩止代不匀者。盖凡痛之脉，不可准也。又妊娠亦有脉代者，此必有二月余之胎也。

散，不聚也。有阳无阴，按之满指，散而不聚，来去不明，谩^③无根柢。为气血耗散，腑脏气绝。在病脉主虚阳不敛，又主心气不足，大抵非佳脉也。

点　评

该章节于本书中卷有详细论述，此处略之。

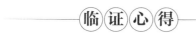

该章节于本书中卷有详细论述，此处略之。

---

① 发：原作"关"，据《诊家枢要》改。

② 眇（miǎo 秒）：《说文解字》："眇，目小也。"此通"秒"，细小，微末。《汉书·贾谊传》："起教于微眇。"

③ 谩：通"漫"。

妇人脉法

妇人女子尺脉常盛，而右手大，皆其常也。若肾脉微涩，或左手关后尺内脉浮，或肝脉沉而急，或尺脉滑而断绝不匀，皆经闭不调之候也。妇人脉，三部浮沉正等，无他病而不月者，妊也。又尺数而旺者亦然。又左手尺脉洪大为男，右手沉实为女。又经云阴搏阳别谓之有子。尺内阴脉搏手，而其中别有阳脉也，阴阳相平，故能有子也。

凡女人，天癸未行之时属少阴，既行属厥阴，已绝属太阴，胎产之病从厥阴。凡妇人室女，病寒及诸寒热气滞，须问经事若何。凡产后，须问恶露有无多少。

点 评

妇人生理有"经带胎产"的不同，《脉诀指掌病式图说》云："男子得阳气多故左脉盛，女子得阴气多故右脉盛。若反者病脉也。男子以左尺为精腑，女子以右尺为血海。"女子命脉在左尺，而右尺胞络为血海。尺脉属肾、肝为血海、任主胞胎，肾气足、肝血旺则月经胎产顺。《诊家枢要》曰："若肾脉微涩或左手关后尺内脉浮，或肝脉沉而急，或尺脉滑而断绝不匀，皆经闭不调之候也。"作者将女子生理分为天癸未行之时、天癸既行、天癸已绝和胎产之病几种，分别从少阴、厥阴、太阴、厥阴而治，简明扼要，确为临床指明方向。

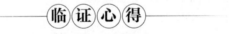

统一见上卷末临证心得。

小儿脉

小儿三岁以下，看虎口三关纹色，紫热，红伤寒，青惊风，白疳病，惟黄色隐隐或淡红隐隐为常候也，至见黑色则危矣。其他纹色，在风关为轻，气关渐重，命关尤重也。及三岁以上，乃以一指按三关寸、关、尺指三关，常以六七至为平，添则为热，减则为寒。若脉浮数，为乳痫风热，或五脏壅，虚濡为惊风，紧实为风痫，紧弦为腹痛，弦急为气不和，牢实为便秘，沉细为冷。大小不匀，祟脉或小或缓或沉或细，皆为宿食不消。脉乱身热，汗出不食，食即吐，为变蒸[①]也。浮为风，伏结为物聚，单细为疳劳。小儿但见憎寒壮热，即须问曾发斑疹否，此大法也。

⊟ 点 评

三岁以下小儿，看虎口三关纹色，即我们现在所言望小儿食指络脉，正常小儿指纹在风关以下，疾病时在风关为轻，气关渐重，命关尤重。从指纹颜色看，紫为热、红伤寒、青惊风、白为疳病，正常应当隐隐黄色或淡红，若黑色则危急。三岁以上就可以一指定三关。小儿辨病多问及乳痫、外感，或惊风，或腹痛，或食积，小儿恶寒发热，必须要问斑疹及预防接种史。

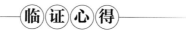

统一见上卷末临证心得。

诊家宗法

浮沉以举按轻重言。浮甚为散，沉甚为伏。

迟数以息至多少言。数甚为疾，数止为促。

虚实洪微以亏盈言。虚以统芤濡，实以该牢革，微以该弱。

弦紧滑涩以体性言，弦甚为紧，缓止为结，结甚为代，滑以统动。

长短以部位之过、不及言。

大小以形状言。

---

① 变蒸：变蒸学说是我国古代医家用来解释小儿生长发育规律，阐述婴幼儿生长发育期间生理现象的一种学说。变者，变其情智，发其聪明；蒸者，蒸其血脉，长其百骸。小儿生长发育旺盛，其形体、神智都在不断地变异，蒸蒸日上，故称变蒸。

　　诸脉亦统之有宗欤。盖以相为对待者，以见曰阴曰阳，为表为里，不必断断然七表八里九道如昔人云云也。观《素问》、仲景书中论脉处，尤可见取象之义。今之为脉者，能以是观之，思过半矣，于乎脉之道大矣，而欲以是该之，不几于举一而废百欤？殊不知至微者理也，至著者象也，体用一源，显微无间，得其理则象可得而推矣。是脉也，求之于阴阳对待统系之间，则启源而达流，因此而识彼，无遗策矣。

点　评

　　作者将28脉依据举按轻重归纳为浮沉散伏；息至多少归纳为迟数疾促；盈亏归纳为虚实洪微芤濡牢革弱；体性归纳为弦紧滑涩结代动；以部位归纳为长短；以形状归纳为大小。清晰明了，"体用一源，显微无间"，可举一反三，"得其理而象可得而推之"。李东垣《脉诀指掌病式图说》将脉分为"辨七表脉病证、辨八里脉病证、辨九道脉病证"，其理一也。

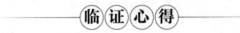

统一见上卷末临证心得。

跋

滑伯仁先生，元之医宗也，注《素问》，注《难经》，多有发明。惟《诊家枢要》一书，独具卓识，能补前贤所未及，能正异说之纠纷，至精而约，至简而该，诚诊家之宝筏①也。余自学医道，留心访求已久，至乙亥始得是编于旧书肆中，购而珍之，俾予如夜行得月，心中豁然，而嗜学之余，窃慨前贤于分配部位讫无定论，虽贤如景岳②、嘉言③，且臆断大小肠配诊尺中，甚至士材④、纫庵⑤误会以为本诸滑氏，即章虚谷⑥能辨其非者，亦随声附和，谓二肠误配尺中，实自伯仁始，余独为伯仁冤之。今其书具在，分配确当，悉依古经，岂诸君于此书未之寓目⑦耶？夫《内经》云尺内以候腹中者，盖包括而可推之也。又言上竟上者，胸喉中事也；下竟下者，小腹腰股膝胫足中事也。盖不拘一脏一腑，而意会于脏腑之外也。滑氏因扩充其旨，注云左尺主小肠、膀胱、前阴之病，右尺主大肠、后阴之病，是盖通其变，以尺中可兼候得下焦、前阴、后阴、二肠、脐下、少腹、腰膝、股胫、足中之病情，患处非指部位言也。士材误解其说，乃将二肠配定尺中，何见之左也？余考《枢要》中每脉主病，精详至矣。如沉脉中言左尺沉，主肾脏感寒，小便频浊，右尺迟主脏寒泄泻，小腹冷痛，盖以二便开合皆肾所主也，且尺中沉迟，下焦寒甚，故前阴小便频浊矣，后阴泄泻矣，小腹冷痛矣。如左尺洪主膀胱热，小便赤涩，是膀胱热

---

① 宝筏：佛教语，比喻引导众生渡过苦海到达彼岸的佛法。

② 景岳：张介宾，字会卿，号景岳，浙江绍兴府山阴人，明代著名医家。著《景岳全书》《类经》等。

③ 嘉言：俞昌，字嘉言，号西昌老人，江西新建人，明末清初著名医家。著《医门法律》《寓意草》《尚论篇》等。

④ 士材：李中梓，字士材，号念莪，上海浦东惠南镇人，明末清初著名医家。著《医宗必读》《内经知要》等。

⑤ 纫庵：疑为"隐庵"之误。张志聪，字隐庵，浙江钱塘人，清代著名医家。著《伤寒论集注》等。

⑥ 章虚谷：章楠，字虚谷，浙江会稽人，清代著名医家。著《医门棒喝》等。

⑦ 寓目：过目，看过。

使然，非尽关小肠也明矣！右尺洪主腹满，大便难，是相火炽盛，下焦热甚，故大便难，非尽关大肠也明矣！然二肠鲜有专病，如溺赤淋痛乃心之遗热，小便频清乃心之虚寒，非小肠能自病也。如肠痈、肠澼乃肺之遗热，洞泄清冷乃肺之虚寒，非大肠能自病也。所以《内经》以心脉急甚者名心疝，肺脉沉搏者为肺疝，主二肠之病。《难经》言心脉大甚者，心邪自干心也。微大者，小肠邪自干小肠也。此《内经》《难经》之言，若合符节①而义理昭然，不足为万世之定论乎？要之医家，《内经》《难经》至矣尽矣！后学者虽有睿智聪明，亦研求于其中而不暇②，何敢复生异议于彼？犹自诩其私智以求胜于圣经，亦多见其不知量也！嗟乎！苟非有明理不惑者，又孰能相信而无疑也哉？惜是书几三百年无重刻者，坊中罕有，犹恐湮没而弗彰，谨遵父命，细加雠校③圈点，寿④诸梨枣⑤以公同志，卷首又有家君作传而特表之，由是诊法得以复明于世，不独伯仁幸甚，抑亦医林之幸甚也！

后学余显廷跋于语溪橘隐之居时在光绪丙子夏六月

🔲 上卷总点评

上卷为收录元代医家滑寿所著《诊家枢要》，作者认为此书"每脉主病论之至精""独具卓识，能补前贤所未及，能正异说之纠纷，至精而约，至简而该，诚诊家之宝筏也"。本卷倡持脉之要为"举、按、寻""左右手配脏腑部位"，主论寸、关、尺三部脉与脏腑的关系；"五脏平脉"论述了因人体气血、寒热、情志、性别之差异，脉象有所不同的一般规律。阐述心、肝、脾、肺、肾五脏之正常脉象的形态及原理；"四时平脉"，主述正

---

① 符节：古代符信之一种。以金玉竹木等制成，上刻文字，分为两半，使用时以两半相合为验。

② 不暇（xiá 侠）：没有时间；来不及。

③ 雠（chóu 仇）校：校勘。雠，本义为以言应答，后渐引申为校核文字。西汉·刘向《别录》："雠校，一人读书，校其上下，得谬误为校；一人持本，一人读书，若怨家相对，故曰雠也。"

④ 寿：久也。引申指刊刻。

⑤ 梨枣：旧时刻板印书多用梨木或枣木，故以"梨枣"为书版的代称。

常脉象应四时变化而不同，反映了天人合一的整体思想；"呼吸沉浮定五脏脉"及"因指下轻重以定五脏"阐述了五脏脉象与呼吸的关系；"三部所主"，主述了寸、关、尺三部及浮、中、沉三候所主病证、病候；"脉贵有神"，详述了脉象与气血关系；"脉阴阳类成"，阐述了30部脉象的体象及主病；"妇人脉法"及"小儿脉"，根据妇儿的生理特点，主述了妇儿脉象的诊法及主病，丰富了儿科脉法内容；"诊家宗法"，主要论述了诊脉要而言之，不离浮沉、迟数等16种阴阳对峙的脉象。本书共叙述了浮、沉、迟、数、虚、实、洪、微、弦、缓、涩、长、短、大、小、石、紧、弱、动、伏、促、结、芤、革、濡、牢、疾、细、代、散30种脉，每条首叙该脉体象及主病，然后依临床常见兼脉简述其病候。最后依该脉所现寸、关、尺不同部位分述其常见病证。所述简明形象且实用。对脉体的描述，多采用两种相反脉象对照的方法，互为参校，知常达变。

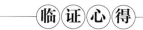

临证心得

此卷在讨论脉理、时脉、平脉、病脉、死脉、小儿指纹诊要诸问题的论述中均有独到之处，尤其是诊脉之道，论述之详，涉及之广及诸脉象相反对照的写作方法是本书的特色之一，并为后世所重视。临床上常用的浮沉、迟数、虚实、长短以及相兼类脉如濡、弱、微脉等脉象鉴别多遵循本卷，对指导临床诊断有重要的意义。

中卷

婆源佘含辉燕峰氏述

侄文英遵武、再侄显廷同参订

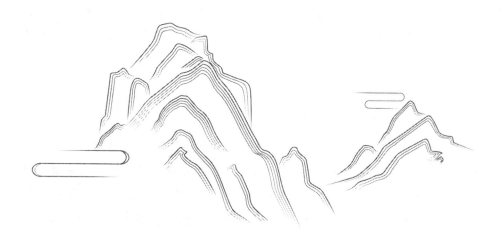

浮沉

浮，举有余，按之不足。沉，举不足，按之有余。

燕峰氏曰：浮脉属阳，《素问》谓之毛，云如微风吹鸟背上毛，盖象其轻清在上之象也。惟轻清在上，故方举之即见耳。

显廷按： 帝曰：秋脉何如而浮？岐伯曰：秋脉者，肺也，万物之所以收成也，故其气来轻虚以浮，来急去散。又曰：平肺脉来厌厌聂聂①，如落榆荚。盖轻虚以浮，有恬静意，其喻微风吹鸟背上毛者，仍不离轻虚恬静之意，非若毛羽中人肤也。如中央坚，两旁虚，则为太过，是病脉矣。若大而虚，如物之浮，如风吹毛，似以毛羽中人肌肤之状，则但毛而无胃气者也。

附此以时脉、平脉、病脉、死脉而分喻之也。

沉脉属阴，《素问》谓之石，又谓之营，盖象其重浊在下之象也，惟重浊在下，故必按之始现耳。

显廷按： 帝曰：冬脉何如而营？岐伯曰：冬脉者，肾也，万物之所以合藏也，故其气来沉以搏②。沉搏者，沉濡而来实也。又曰：平肾脉来喘喘累累如钩。盖沉而滑濡而似钩也，若来如弹石，按之益坚，则为太过，是病脉矣，至搏击而绝，辟辟然如弹石，则又非沉以搏之本体，但沉而无胃气者也。

点评

浮脉与沉脉为脉位相反的一对脉象，浮脉为浅脉，有时脉、平脉、病脉及死脉之分。四时平脉称秋毛，即秋天之时脉位当浮。因左右手脉分寸关尺，左手应心肝肾，右手应肺脾命门，心与肺之平脉应指脉位各有不同。《难经·五难》曰：脉有轻重，何谓也？然：初持脉，如三菽之重，

---

① 厌厌聂聂：轻虚平和貌。

② 搏：本段4个"搏"字，唯第三字外，余三字似应作"抟（抟）"。抟（tuán团），圆。《周礼·考工记·梓人》："小首而长，抟身而鸿，若是者谓之鳞属。"

与皮毛相得者，肺部也。如六菽之重，与血脉相得者，心部也。如九菽之重，与肌肉相得者，脾部也。如十二菽之重，与筋平者，肝部也。按之至骨，举指来疾者，肾部也。故曰轻重也。就是说，肺的平脉，当以轻取如三菽之重即得为浮，心之平脉当取六菽之重。病脉而言，浮脉亦主表证，亦见于虚阳浮越证。病脉之浮，又称为"浅脉"，如《四言举要》"浮脉法天，轻手可得，泛泛在上，如水漂木"，此因虚阳浮越证，当重按稍减而不空是指。死脉则是重症，"有胃气则生，无胃气则死"，为脉浮而无力，散乱无根。

沉脉则部位较正常脉深，为深脉。《脉诀汇辨》"沉行筋骨，如水投石"。沉脉亦可为平脉，《黄帝内经》"秋毛，冬石"即"石脉"，在时应冬，在脏应肾。此外，肥胖之人肉丰，脉位多沉；若两手六脉皆沉细但无临床症状，成为"六阴脉"，依然视为平脉。病脉则主里证，有力为里实，见于气滞、血瘀、食积、痰饮等病证；无力为里虚，见于脏腑虚弱、气血不足，或者虚阳气乏者。

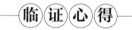

临床上，浮脉见到的病脉多为表证，是机体驱邪向外的表现。外邪侵袭肌表，卫阳抗邪于外，人体气血趋向肌表，故见脉气鼓动于外。邪气亢盛，与正气相博，正气不虚鼓邪外出则脉浮有力；正气虚，如虚人外感，抗邪无力则脉浮而无力，散乱无根。外感风寒，则因寒性凝滞、寒主收引，脉道拘急，见脉浮紧，太阳表证又分伤寒与中风，见脉浮紧和浮缓之分。外感风热，热则血流迫急，《难经·九难》载"数则为热"，故见浮数。临床上，若久病体虚而脉象见浮，可能为虚阳外越，阴阳格拒，病情危重，不可误作外感论治，即如《濒湖脉学》所说"久病逢之却可惊"。

临床沉脉有力，为邪实内郁，邪正相争，导致气滞血瘀，阳气被遏制，故脉沉有力。如若脏腑虚弱、气血不足，或者阳气亏虚，则升举鼓动无力，不能统运营血，故脉沉无力。沉脉之有力或无力可辨虚实。

医案举例

医案一

许叔微治一酒客，感冒风寒，倦怠不思饮食，已半月矣。睡后发热，遍身疼如被杖，微恶寒，六脉浮大，按之豁然。作极虚受寒治之，用六君子加黄芪、当归、葛根，大剂与之。五服后遍身汗出如雨，得睡，诸证悉平。(《张氏医通》)

医案二

张子和治一妇人，心脐上结硬如斗，按之若石。人皆作瘕治，针灸毒药，祷祈无数，如捕风然。一日，张见之曰："此寒痰也。诊其两手，寸关皆沉，非寒痰而何？"以瓜蒂散吐之，连吐六七升，其块立消过半。俟数日后，再吐之，其涎沫类鸡黄，腥臭特殊，约二三升。凡如此者三，以人参调中汤、五苓散，调服以平矣。(《续名医类案》卷十六)

迟数

迟，为阴盛，一息三至。数，为阳盛，一息六至。

迟，阴也；数，阳也。一呼一息[①]为一息，至者脉之动。四至、五至方为平脉；三至则迟滞不及，寒也；六至则急数太过，热也。

点评

迟脉与数脉为脉至数相反脉，迟脉脉来迟慢，一息不足四至，《脉经》云："呼吸三至，去来极迟。"其脉象特点是脉动迟缓，至数一息不及四至。数脉脉来急促，一息五六至，《濒湖脉学》云："一息六至，脉流薄疾。"其脉象特点是脉率较正常为快。迟、数二脉的主病，最早可追溯于

---

① 息：疑为"吸"之误。

《难经》："数者腑也，迟者脏也。数则为热，迟则为寒。"迟、数二脉是两种截然相反的脉象，现代医家认为：迟脉主寒，数脉主热。然迟脉亦可见于热证，如《伤寒论·辨阳明病脉证并治》曰："阳明病，脉迟，虽汗出不恶寒者，其身必重……此大便已鞕也，大承气汤主之。"其中指出了阳明腑实的实热病证也可见迟脉者。此外，久经锻炼的运动员脉迟而有力，也不属于病脉。数脉亦可见于寒证、虚证。如《伤寒论》载曰："脉浮而数者，可发汗，宜麻黄汤。"指出脉浮而数属于表寒证，可用麻黄汤治疗。如《景岳全书·脉神章》曰："凡患虚损者，脉无不数，数脉之病，唯损最多，愈虚则愈数，愈数则愈危，岂数皆热病乎。若以虚数做热数，则万无不败者矣。"因此，迟脉主寒，亦可见于热证；数脉主热，亦可见于寒证、虚证。

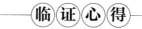

临床上，迟脉是寒证主脉，但也可见于邪热结聚之里实证，"迟，阴也。"寒邪侵袭人体，困遏阳气，或阳气亏损，均可导致心动迟缓，气血凝滞，脉流不畅，使脉来迟；若为阴寒内盛而正气不衰的实寒证，则脉来迟而有力，如《伤寒论》曰："迟为在脏。以阳气伏潜，不能健行，故至数迟耳。迟而有力，有壅实不通利之意，痛可想见。"若心阳不振，无力鼓运气血，则脉来迟而无力；《伤寒论》曰："阳明病，脉迟……此大便已鞕也，大承气汤主之。"阳明腑实证多因邪热亢盛与肠道糟粕相搏，结为燥屎，实邪阻于肠中，腑气壅滞不通，气血运行受阻，故必迟而有力。迟脉不可一概认为是寒证。

数脉主热证，亦可主里虚证。《难经·九难》谓："数则为热。"实热内盛或外感病邪热亢盛，正气不衰，邪正相争，气血受邪热鼓动而运行加速，则见而有力，往往热势越高，脉搏越快。病久阴虚，虚热内生也可使气血运行加快。数脉还可见于气血不足的虚证，尤其是心气血虚证，表现为数而无力。若为阳虚阴盛，阳气外越，亦可见数而无力。正如《景岳全书·脉神章》所说："凡患虚损者，脉无不数，数脉之病，惟损最多，愈虚则愈数，愈数则愈危，岂数皆热病乎？若以虚数作热数，则万无不败者矣。"

—— 医案举例 ——

医案一

京卿胡慕东，少腹作痛，连于两胁，服疏肝之剂，日甚一日。余诊之，左关尺俱沉迟，治以理中汤加吴茱萸。一剂治，十剂起矣。（《医宗必读》）

医案二

江应宿治一人，心脾痛，积十年矣，时发则连日呻吟减食，遍试诸方罔效。诊之，六脉弦数。曰：此火郁耳。投姜汁炒川连、山栀泻火为君，川芎、香附、橘皮、枳壳开郁理气为臣，反佐炮姜从治为使。一服而愈。再与平胃散，加姜汁炒川连、山栀。神曲糊丸，以刈其根，不复举矣。《张氏医通》）

滑涩

滑，则流利，如珠走盘。涩，则艰涩，如刀刮竹。

滑，阳中阴也。滑脉必兼数，或浮或沉，莫不辗转流①利，如盘中走珠焉。

涩，阴也，涩脉则兼迟，细而短，至数不匀，有艰涩之意，如刀刮竹者，正喻其阻滞而不滑也。

◻ **点 评**

滑脉与涩脉为脉滑利度相反脉，滑脉在《诊家正眼》所云"滑脉替替，往来流利盘珠之形，荷露之义"，应指为往来流利、圆滑，如盘走珠。涩脉的指感较滑为难，用"如刀刮竹"来形容，涩者，涩也，与滑相反，

---

① 流：原无，据《诊家枢要》补。

如刀刮竹，竹皮涩，又有节，刀刮而行涩，过节则倒退，有涩脉往来难之意。涩脉为相兼脉，迟、细、短，且至数不均匀，节律不齐。

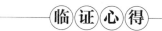

临床上，滑脉多见于痰湿、食积和实热。《素问·脉要精微论》说："滑者，阴气有余也。"痰湿留聚，食积饮停，皆为阴邪内盛，实邪壅盛于内，气实血涌，故脉见圆滑流利而无滞碍。火热之邪波及血分，血行加速，则脉来亦滑，但必兼数。正如《脉简补义》所说："夫滑者，阳气之盛也，其为病本多主热而有余。"

临床上，涩脉多见于气滞、血瘀、痰食内停和精伤、血少。气滞、血瘀、痰浊、宿食等邪气内停，阻滞脉道，气机不畅，血行壅滞，以致脉气往来艰涩，此系实邪内盛，正气未衰，故脉涩而有力。精血亏少，津液耗伤，不能充养脉道，久而脉失濡润，气血运行不畅，以致脉气往来艰涩而无力。脉涩而有力者，为实证；脉涩而无力者，为虚证。

医案举例

医案一

刑部主政徐凌如，劳与怒并，遂汗出昏倦，语言错乱，危笃殆甚，迎余视之，脉滑而软，为气大虚而痰上涌。以补中益气汤加半夏、附子，四日而稍苏。更以六君子加姜汁、熟附，将两月而愈。(《里中医案》)

医案二

给谏晏怀泉如夫人，时当盛暑，心腹大痛，自汗甚多，清火行气之药遍服弗效。诊其脉左寸涩、右寸濡，此气弱不行，血因以阻耳。乃进参、芪、姜、桂、桃仁、归尾、延胡索之剂，二剂而痊。调理年余，再妊生子。盛暑而用姜桂，舍时从症也。(《删补颐生微论·医案论》)

长短

长，主气旺，首尾俱端①。短，主气虚，首尾俱俯。

长，阳也，直上直下，首尾相称，肝脉宜之，然心脉长者，神强气壮，肾脉长者，蒂固根深，皆美脉也。但长而和缓，即合春生之气，而为健旺之征。若长而硬满，即属火亢之形，而为疾病之应。凡实、牢、弦、紧四脉，皆兼长脉。

短，阴也，两头俯下，而中间浮起，不能满部之状，惟肺脉宜之，肺应秋金，天地之气，至是收敛，故短脉见。然短则气病，必于短中有和缓之意，则气乃治。若短而沉且涩，是气衰之兆，而谓肺见短脉，不为病乎？此长脉属肝，宜于春，短脉属肺，宜于秋，但诊肺肝，则长短自见，而非其部非其时，斯为病脉矣。

廷按： 形缩为短。

📖 点 评

长脉与短脉是脉长不同的脉象。长脉的脉象特点为"首尾端直，超过本位"，首尾端直，如循长竿。向前超逾寸步至鱼际者称为溢脉，向后超逾尺部者又称履脉。长脉有三部之长，一部之长，在时为春，在人为肝，心脉长则神强气壮，肾脉长则根深蒂固。在正常脉形的基础上，加上过于本位是正常人出现的长脉，此不属病脉，如果脉动既过于本位，力度又强则是长脉的病脉。长脉还可以与其他脉象相兼出现。如《难经·七难》载有"少阳之至乍大乍小，乍短乍长；阳明之至，浮大而长；太阳之至，洪大而长；太阴之至，紧大而长；少阴之至，紧细而微；厥阴之至，沉短而敦"。李时珍说"实、牢、弦、紧皆兼长"。

短脉的脉象特点为"首尾俱短，常只显示于关部，而在寸、尺两部多不显"，即脉搏搏动的范围短小，脉体不如平脉之长，脉动不满本位，多

---

① 端：《说文解字》："端，直也。"

在关部应指明显，而寸部和尺部长不能触及。如《濒湖脉学》云："不及本位，应指而回，不能满部。"短脉中脉象和缓则气尚足预后较好，若短脉兼见沉涩脉象，是气已衰败的征兆（预后较差）。短脉的平脉多见于秋天，因为肺与秋相应，肺之平脉亦浮而短涩。秋气敛肃，人亦应之，气血内敛，不能充分充盈鼓荡血脉，故脉见短脉。

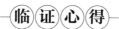

临证心得

临床上，长脉多见于阳证、热证、实证，亦可见于平人。长脉主阳热内盛等有余之证。若热盛、痰火内蕴、阳亢，正气不衰，使气血壅盛，脉道充实而致脉长而有力，前后超过寸尺，如循长竿之状。正常人气血旺盛，精气盛满，脉气充盈有余，故搏击之势过于本位，可见柔和之长脉，为强壮之脉象。老年人两尺脉长而滑实，多长寿。《素问·脉要精微论》记载："长则气治。"这说明长脉亦是气血充盛、气机调畅的反应。长脉的主病，脉长而洪数为阳毒内蕴；长而洪大为热深、癫狂；长而搏结为阳明热伏；长而弦为肝气上逆，气滞化火或肝火夹痰；细长而不鼓者为虚寒败证。《脉学心悟》认为，长脉主肝病、阳热亢盛、阴证。

临床上，短脉多见于气虚或气郁等证，短而无力为气虚，短而有力为气郁。气虚不足，无力推动血行，则气血不仅难以达于四末，亦不能充盈脉道，寸口脉短缩且无力。气滞血瘀或痰凝食积，致使气机阻滞，脉气不能伸展而见短脉者，必短涩而有力，故短脉不可概做虚证论。《诊家正眼》云："短主不及，为气虚证，短居左寸，心神不定；短居右寸，肺虚头痛；短在左关，肝气有伤；短在右关，膈间为殃；左尺短时，少腹必疼；右尺短时，真火不隆。"这说明寸关尺不同部位出现的短脉，所对应的脏腑疾患是不同的。

医案举例

医案一

邃嵩治一人伤寒，阳明内实，地道不通发呃，其脉长而实，以大承气汤下之而愈。(《续名医类案》卷十四《呃逆》)

医案二

薛己治一儒者，失于调养，饮食难化，胸膈不利，或用行气消导药，咳嗽喘促；服行气化痰药，肚腹渐胀；服行气分利药，睡卧不能，两足浮肿，小便不利，大便不实，脉浮大，按之微细，两寸皆短。此脾肾亏损。朝用补中益气加姜、附，夕用金匮肾气丸加骨脂、肉果，各数剂，诸症渐愈。再佐以八味丸，两月乃能步履，却服补中、八味，半载而康。（《名医类案》卷九《淋闭》）

虚实

虚，按无力，浮大而迟。实，皆有力，长大而坚。

虚，阴也，中空不足之状，专以软而无力得名。王叔和云虚脉迟大软，按之豁豁然空。盖浮候中，见其大而既兼软，则大不甚大，非如实脉之大可知，且又兼迟，迟为寒状，病之虚极者必挟寒，理势然也。及按之豁豁然空，知为阴虚之状，但其空非截然而空，不过软而无力，几不可见耳。

实，阳也，既大且长而又坚，浮、中、沉三候皆有力，正坚劲有余之象，必有大邪、大热、大积、大聚，而后见此脉也。

点评

虚脉、实脉为脉力相反的脉象，可以用对举法加以鉴别。"十三五"规划教材《中医诊断学》认为：虚脉，一是指无力脉，主要特征为三部脉举之无力，按之空豁，应指松软；二是指一切无力脉象的总称，包括了濡、弱、微、虚、散等多种脉象。实脉，一是指有力之脉，主要特征是三部脉举按均充实有力，其势来去皆盛，应指幅幅；二是指一切有力脉象的总称，包括了长、实、洪、弦、紧、牢等有力现象。虚、实脉既可以作为单一脉存在，又可以作为脉的纲领统领其他有余不足之脉，具有双重性含义。但也发现，本书虚脉指的是浮大无力而迟。《脉经》："虚脉，迟大而软，按之无力，隐指豁豁然空。"《四言举要》："无力虚大，迟而且柔。"《濒湖脉学》："举之迟大按之松，脉状无涯类谷空。"《三指禅》："虚脉大而松，迟柔力少充。"虚脉包括了位偏浮，率偏迟，形大松软，空虚无力。

临证心得

虚脉见于虚证，多为气血两虚。气为血之帅，血为气之母。气虚不足以载血运血，搏动力弱，故脉来无力；气虚不敛，脉管松弛，故按之空豁。血虚无以充盈脉管，脉道空虚，脉来无力。实脉见于实证，也可以见常人。大邪、大热、大积、大聚等邪气亢盛且正气不虚，邪正相搏，气血壅盛，脉道坚满充盈，脉来充实有力。实脉也可见于正常人，必兼有和缓之象，且无病证表现。如两手六脉均实大者，称为六阳脉，是气血旺盛的表现。如久病出现实脉，预后多不良，或者多是孤阳外脱的先兆，必须重视并结合其他症状加以辨别。虚、实二脉对于判断证之虚实具有重要意义。

医案举例

医案一

楚中中翰秦五梅，发热困倦头痛，以风治转剧。余曰：六脉虚软，中气下陷，阳气不充而头痛，阴气衰少而内热。补中益气加葛根一剂而减，数剂而愈。(《里中医案》)

医案二

太学朱修之，八年痿废，更医累百，毫末无功。一日读余《颐生微论》，千里相招。余诊之，六脉有力，饮食若常，此实热内蒸，心阳独亢，证名脉痿。用承气汤，下六七行，左足便能伸缩。再用大承气，又下十余行，手中可以持物。更用黄连、黄芩各一斤，酒蒸大黄八两，蜜丸，日服四钱，以人参汤送。一月之内，去积滞不可胜数，四肢皆能展舒。余曰，今积滞尽矣，煎三才膏十斤与之，服毕而应酬如故。(《医宗必读》)

微细

微，甚于细，微细欲绝。细，显于微，如丝沉见。

微、细皆阴也，微在浮分多，细在沉分多。每见人动以微细并称，不知微脉轻取之而如无，故曰阳气衰，沉按之而欲绝，故曰阴气竭，长病得之多不可救，谓正气将次[①]消灭也，暴病得之犹或可生，谓邪气不至深重也，所以仲景云瞥瞥如羹上肥状，其浮候软而无力也，萦萦如蛛丝状，其沉候细而难见也，盖极细极软，似有似无，欲绝非绝之状焉。

廷按：微，不显也，指下模糊，不分明也。

细脉亦状如丝，但轻取之如无，重按之犹显明而易见，不若微脉之指下模糊，此微较甚于细，而细稍显于微也。大抵二脉俱为阳气衰残之候，惟细脉见滑，仍是正脉，平人多有之，若更兼弦数，则是枯脉，六腑内绝不治。

廷按：细脉形如蜘蛛丝之细，指下分明。

▣ 点 评

微脉、细脉是一对脉宽的相类脉。细脉是指脉细如线，但应指明显，主要特点可以概括为脉道狭小，往来如线，但按之不绝，应指明显。如《濒湖脉学》："细直而软，若丝线之应指。"微脉是指脉极细极软，按之欲绝，若有若无，主要特点可以概括为脉形极细小，脉势极软弱，轻取不见，重按不显，似有似无。如《脉经》："极细极软，或欲绝，若有若无。"《诊家枢要》："微，不显也。依稀轻微，若有若无。"《医宗必读》："无力，似有若无，模糊难见矣。"《辨脉法》云："脉瞥瞥如羹上肥者，阳气微也；脉萦萦如蛛丝状，阴气衰也。"诸多医书对微脉的见解都很相似。

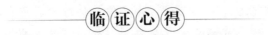

临证心得

细脉多见于虚证或者湿证。气虚无力鼓动血行，阴血亏虚不能充盈脉

---

① 将次：将要；就要。

道。故见脉道细小，脉来无力。《诊家枢要》说："来往微细如线，盖血冷气虚，不足以充故也。"此外，脉细尚可见于湿证。湿性重着黏滞，湿困脉道，气血运行不利，致脉体细小而缓。脉细兼滑，也可见于常人，尤其是女性多见。微脉多见于气血大虚，阳气衰微。《景岳全书》说："微脉……乃血气俱虚之候……而尤为元阳亏损，最是阴寒之候。"营血大虚，脉道失充，阳气衰微，鼓动无力，故见微脉。如久病之人，见到脉微，是正气将绝，气血衰微之征兆；如新病之人，见到微脉，则是阳气暴脱之征；二者皆是凶兆、不良之征。

医案举例

医案一

淮安郡侯许同生令爱，痢疾腹痛，脉微而软。余曰：此气虚不能运化精微，其窘迫后重，乃下陷耳。用升阳散火汤一剂，继用补中益气汤，十剂而愈。（《医宗必读》）

医案二

文学罗忍庵，精滑经年，膀足肿痛，困顿床席两月余。忽被巨寇火灼之，误以黄柏、井泥傅之，遍身糜烂。医谓火毒入腹，拟用连翘、薄荷等药凉之。余曰：久虚之人脉如蜘丝，气将竭绝，非参、附恐无生理。其弟怒色不允，忍庵信余言，遂煎服而神稍复，肌肤痂脱，用温补二月始安。（《里中医案》）

濡弱

濡，细而软，浮举乃见。弱，细而软，沉按方来。

濡，阴中阳也，即软之意，必于浮分乃见细软，中、沉二候不可得而见也。王叔和比之帛延按：帛当作絮浮水面，李时珍比之水上浮沤[1]，皆曲状，

---

[1] 沤：水中浮泡。

其如随手而没之象也。然浮主气分，浮举之而可得，气犹未败，沉主血分，沉按之而全无，血已伤残，在久病老年人，尚未至必绝，若暴病少壮人，名无根脉，去死不远矣。

弱，阴也，沉而细软之候也。叔和云弱脉极软而沉细，按之乃得，举手无有，然浮取之如无，则阳气衰微，惟弱堪重按，阴犹未绝，若更兼涩象，斯气血交败，生理灭绝矣。

回 点 评

濡脉、弱脉是一对脉力相类脉，可互参学习。二者共同点在于都具有脉形皆细，脉势皆无力而软的特点，区别点在于脉位浮沉有别，濡脉脉位为浮，弱脉脉位为沉，但均未提到濡脉、弱脉的脉率问题。如《脉诀刊误》云："濡者阴也……极软而浮细，轻手乃得，不任寻按。"《诊家枢要》言："濡脉细软，悬于浮分，举之乃见，按之即空。"因此，濡脉是位浮、形细、势软的脉象，而弱脉的特点是位沉、形细、势软。如《千金翼方》："按之乃得，举之无有，软而细。"滑伯仁曰："不盛也，极沉细而软，快快不前，按之欲绝未绝，举之即无。"李时珍曰："弱来无力按之柔，柔细而沉不见浮。"这些都充分确切地论述了弱脉的特点。

临证心得

弱脉多见于阳虚、气血两虚。因血虚不足以充养脉道，脉形细小；阳虚无力推动血行，脉气不能外鼓，故而脉沉且软弱无力。《素问·平人气象论》载曰："长夏胃微软弱曰平，弱多胃少曰脾病。"《玉机真藏论》又载："脉弱以滑是有胃气，脉弱以涩为久病。"因此在把握弱脉的时候，还需注意：①长夏正常脉象略弱；②过于弱则为脾病，病久则弱而带涩。此外，如果新病脉弱，则为逆证；久病脉弱，是为顺证。濡脉多见于虚证或者湿证。气虚无力推动血行，脉道松弛软弱；血虚脉道不荣不充，脉形细小，应指无力；湿困遏阻脉道，也会出现濡脉。"濡脉主湿"这一观点是由宋代医家陈无择在《三因极一病证方论》中首次提出，并渐为后世所接受。

—— 医案举例 ——

太史焦漪园，当脐切痛，作气、食疗之无功。余诊之曰：当脐者，少阴肾之部位也，况脉沉而弱，与气、食有何干涉？非徒无益，反害真元。以八味丸料煎饮，不十日而健康如常。(《医宗必读》)

动芤

动，如转豆，头垂中突。芤，如慈葱①，边有中空。

动，阳也，动脉必兼滑数，两头垂下，中央突起，圆转如豆，厥厥动摇之状。

芤，阳中阴也，芤脉必兼浮大软。刘三点②云芤脉何似，绝类慈葱，指下成窟，有边无中。叔和云芤脉浮大而软，按之中央空，两边实。盖芤乃草名，状与葱无异，假令以指候葱，浮候之着上面葱皮，中候之正当葱中空处，沉候之又着下面葱皮，以是审察，乃两边俱有，中央独空之状也。但动脉之中与两头以寸、关、尺三部平分言也，芤脉之中与两边以浮、中、沉三候竖说定也。

▣ 点 评

动脉与芤脉是脉有中央空的相类脉。动脉的主要特点包括三个方面，即短、滑、数。脉如转豆，头垂中突，脉搏搏动部位在关部明显，故曰短，此外滑数有力。正如《脉经》中所说："动脉，见于关上，无头尾，大如豆，厥厥然动摇。"芤脉的主要特点是应指浮大而软，按之上下或两边实而中间空。芤脉脉位偏浮，形大，势软，中空，如按葱管。如《脉经》中说："芤脉，浮大而软，按之中央空，两边实。"本书所言，动脉与芤脉

---

① 慈葱：似指子母相依的一种葱。同类如"慈竹"。《竹谱》："竹之丛生，子母相依，曰慈竹。"

② 刘三点：元代医学家刘岳，时号为"刘三点"。

的空、实区别在于，动脉是以寸、关、尺三部平分而言，从横的角度看实与空，因此动脉的搏动关键部位在于关部；芤脉是以浮中沉三侯而言，从纵的角度看实与空，因此芤脉的搏动呈现中央空，两边实。除此之外，在现行教材体系下，芤脉的中央空、两边实还表现为脉道中央空虚，但在脉道中央的任何一侧都有微微的鼓指之感。如《诊家枢要》中说："芤，浮大而软，寻之中空而旁实，旁有中无。"值得说明的是，芤脉的实，是针对中空而言，并非指脉有力。

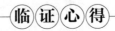

临 证 心 得

动脉多见于惊恐、疼痛。《濒湖脉学》中说："动脉专司痛与惊。"主要机制为阴阳相搏，升降失和，气血冲动，脉道随气血冲动搏动而致。芤脉多见于大失血、伤阴等。脉为血府，血盈则脉道充，如突然失血过多，使全身脉道顿成空旷之势，则按之中空；阴阳相互滋生，相互维系，剧烈吐泻，津液大伤，血液不得充养，阴血不能维系阳气，阳无所附而外浮。正如《景岳全书》所说："芤脉……为孤阳脱阴之候，为失血脱血，为气无所归，为阳无所附。"见到芤脉常是临床危象。

医案举例

石顽治文学褚延嘉，精脱气伤，喘汗蒸热如沐，六脉浮芤，按之乏力，势不得不从事温补，遂猛进黄芪建中，易桂心加人参，数贴而安。因有脚气痼疾，恒服肾气丸不彻，六七年来，宿患未除，坚恳石顽铲绝病根。乃汇取术附、桂附、芪附、参附等法，兼采八风散中菊花，鳖甲汤中鳖甲、贝齿、羚羊、犀角，风引汤中独活、防己，竹沥汤中姜汁、竹沥为丸，共裹祛风逐湿之功，服后必蒸蒸汗出，不终剂而数年之疾顿愈。非深达法存《千金》妙义，乌能及此？（《张氏医通》）

牢革

牢，则坚牢，沉按始现。革，则鼓革，浮取方得。

牢，阴中阳也，牢脉沉大而弦实，浮、中二候不可得见，坚固牢实之义焉，有深居在内之义焉。故树以根深为牢，深入于下者也，狱以禁囚为牢，深藏于内者也。沈氏云：似沉似伏，牢之位也，实大弦长，牢之体也。

廷按：牢脉沉而强直搏指，主内实。

革，阳中阴也，革脉浮大而弦芤，中、沉二候不可得而见也，恰如鼓皮，外绷急而内虚空也。盖浮举之而弦大，非绷急之象乎？沉按之豁焉，非中空之象乎？惟表有寒邪，故弦急之象著，惟中亏气血，故空虚之象彰，是牢沉革浮，牢实革虚，形症皆异，安得以革脉即牢脉乎？

廷按：革脉中空而外坚，视芤脉一软一坚各别不同，主阴阳不交。

点 评

牢脉与革脉为一组脉紧张度相类脉。牢脉沉而实大弦长，坚牢不移。牢脉轻取、中取均不应，沉取始现，搏动有力，势大形长。牢脉是沉、弦、大、实、长五种脉象的复合脉。革脉浮而搏指，中空外坚，如按鼓皮。革脉浮取感觉脉管搏动的范围较大，硬而搏指，重按则虚空，有豁然而空之感。外坚中空如以指按压鼓皮之状。正如徐春甫所说："浮弦大虚，如按鼓皮，内虚外急。"

临证心得

临床上，牢脉多见于阴寒内盛、疝气痕积等病证。牢脉多由病气坚实，阴寒内积，使阳气沉潜于下，固结不移所成。牢脉主实，有气血之分。癥积肿块，为实在血分；痕聚疝气，是实在气分。

临床上，革脉多见于亡血、失精、半产、漏下等病证。因精血耗伤，脉道不充，正气不固，气无所恋而浮越于外，以致脉来浮大搏指，外急中空，恰似绷急的鼓皮，有刚无柔，此为太过，为无胃气的真脏脉，多属危候。

医案举例

大宗伯董玄宰少妾，吐血咳嗽，蒸热烦心，先服清火，继而补中。药饵杂投，竟无少效，而后乞治于余。余曰：两尺沉且坚，小腹按之即痛，此有下焦瘀血，当峻剂行之。若平和之剂，血不得行也。以四物汤加郁金、穿山甲、䗪虫、大黄，武火煎服。一剂而黑血下二碗，而痛犹未去，更与一服，又下三四碗而痛止。遂用十全大补丸，四斤而愈。《里中医案》

伏散

伏，沉骨里，阳伏阴藏。散，浮皮间，阳散阴竭。

伏，阴也，浮、中二候绝无影子，虽至沉候，亦不可见，必推筋至骨方得，此阳伏阴藏，受病入深之候也。

散，亦阴也，浮候之偭①而大，而亦成脉，中候渐空，重按绝无，此阳气将尽，阴血已亏，根本脱离之候也。

廷按：散，乃按之不聚，来去不明，主气散。

▣ 点 评

伏与散均属于阴脉。伏脉的脉管搏动的部位隐伏于筋下，附着于骨上。诊脉时浮取、中取均不见，需用重取直接按至骨上，然后推动筋肉才能触到脉动，甚则伏而不见。正如《脉经》所说："极重指按之，着骨乃得。"

散脉中候似无，沉候不应，漂浮无根，并常伴有脉律不齐，或脉力不匀，故散脉为浮而无根之脉。《濒湖脉学》喻其为"散似杨花散漫飞，去来无定至难齐"。

---

① 偭：分明。

临证心得

临床上，伏脉主里证，常见于邪闭、厥证、痛极。伏脉多为邪气内伏，脉气不得宣通而致。邪气闭塞，气血凝结，致正气不能宣通，脉管潜伏而不显，但必伏而有力，多见于暴病，如实邪内伏，气血阻滞所致气闭、热闭、寒闭、痛闭、痰闭等。如久病缠绵，气血虚损，阳气欲绝，不能鼓脉于外，而致脉搏沉伏着骨，必伏而无力。

临床上，散脉多见于元气离散，脏腑精气衰败，尤其是心、肾之气将绝的危重病证。由于气血衰败，精气欲竭，阴阳不敛，元气耗散，脉气不能内敛，涣散不收，故脉轻取浮散而不聚，重按则无，漫无根蒂，至数不齐。

医案举例

医案一

给谏晏怀泉夫人，先患胸腹痛，次日卒然晕倒，手足厥逆。时有医者，以牛黄丸磨就将服矣。余诊之，六脉皆伏，惟气口稍动，此食满胸中，阴阳痞隔，升降不通，故脉伏而气口独见也。取陈皮、砂仁各一两，姜八钱，盐三钱，煎汤以指探吐，得宿食五六碗，六脉尽见矣。左关弦大，胸腹痛甚，知为大怒所伤也。以木香、青皮、橘红、白术、香附煎成与服，两剂痛止。更以四君子加木香、乌药调理，十余日方瘥。此食中兼气中。(《医宗必读》)

医案二

一男子耳后生疽十余日，自谓小恙不治。将近半月，根脚渐大，疮头惟流血水，稀恶污秽，四边紫黑，软陷无脓，面惨鼻掀，手冷气促，脉诊散大无根，此内败症也，何必治之。辞不用药。又延客医治之。因询无事，患者恨予不治，凡遇亲友，勉力支持，厉声自嘱决不甘死。予曰：心不服死也，再五日必死。果然。予尝观疮，但犯此症，虽山岳之躯，一败无不倾倒。(《外科正宗》)

洪弦紧

洪，似洪水，滔滔满指。弦，似琴弦，迢迢挺指，满指盛大，挺指不移。紧，则紧绳指下绞转，左右弹人。

洪，阳也，弦，阳中阴也，紧，阴中阳也，三脉浮、中、沉三候皆见。洪脉属心宜于夏，夏为火令，天地之气酣满畅达，故《素问》谓之钩，言如钩之曲上而复下，应血脉去来之象，象万物敷布下垂之状也。洪者，即大也，如洪水之洪，滔滔而来，正喻其盛满之象，是《素问》之所谓来盛者，叔和云夏脉洪大而散，即《素问》之所谓去衰者，非真如散脉之无根。

廷按：洪，非大也。

显廷按：帝曰：夏脉何如而钩？岐伯曰：夏脉者心也，万物之所以盛长也，故其气来盛去衰。又曰平心脉来累累如连珠，盖脉满而来盛去衰，有钩而且和之义，如来盛去亦盛，则为太过，来不盛去反盛，则为不及，是病脉矣。若脉来坚而搏，如循薏苡子，则又非来盛去衰之本体，但钩而无胃气者也。

弦脉属肝宜于春，春为木令，天地之气温和，故脉软弱，轻虚而滑，端直而长，是弦脉必兼滑，如琴弦之挺直而略带长也。弦为初春之状，阳中之阴，天气犹寒，故如琴弦之端直而挺然，稍带一分之紧急，长为暮春之象，纯属于阳，绝无寒意，故如木干之条直以长，纯是发生之气象，此弦、长二脉皆属肝而主春令，但弦宜初春，长宜暮春耳。顾洪脉之满指盛大者，只是根脚阔大，亦却非坚硬，若使大而坚硬则为实脉，《内经》谓大则病进者，亦以其气方张也。弦脉挺指不移者，从中直过挺然，指下按之不移，其中却仍兼滑意，若使弹指则为紧脉，戴同父[①]谓弦而软其病轻，弦而硬其病重，亦以其气实强也。

---

① 戴同父：元代医家。名启宗（又作起宗）。建业（今江苏南京）人。习儒通医，尝根据脉学经典著家之论述，对《脉诀》考核而成《脉诀刊误集解》（又名《脉诀刊误》）。

显廷按：帝曰：春脉何如而弦？岐伯曰：春脉者肝也，万物之所以始生也，故其气来软弱轻虚而滑，端直以长。又曰：平肝脉来，软弱迢迢。盖言弦之和缓有胃气者如此。其来强实，则为太过，为病脉矣；若急益劲，如新张弓弦，则为死肝脉矣。

又按：高鼓峰①曰弦如弓弦之弦，按之勒指，胃气将绝，五脏无土，木气太甚，即真脏脉也。凡病见此即凶。廷乙亥仲冬朔日，诊视李耀先舅，痫症，察其面色黯黑无神，明堂现青色，诊得左关，脉来刚劲勒指，如弓弦然，绝无胃气，乃真脏脉见，无能为力矣。《内经》云肝见庚辛死，余决其不治，必死在庚辛日，后于初八辛丑日果殁。

紧脉则急疾有力，绷急而兼绞转之形，故紧脉必数甚，丹溪谓譬如二股三股纠合为绳之象，可见紧之为义，不独纵有挺急，且横有转侧，此《内经》谓之左右弹人，仲景谓之转索，叔和谓之切绳也，所以比之弦有更加挺劲及转为绳索之异耳。

回 点 评

三者皆为有力之脉象。洪脉脉体宽大而浮，充实有力，来盛去衰，状若波涛汹涌。脉来状如波峰高大陡峻的波涛，汹涌盛满，充实有力，即所谓"来盛"，呈现出浮、大、强的特点；脉去如落下之波涛，较来时势缓力弱，即所谓"去衰"，其脉势亦较正常脉为甚。洪脉名称的形成有一个过程，在《黄帝内经》中此脉象如果表现在季节脉上叫作"钩"，是夏季的季节脉，同时亦是作为代表"心脉"的脉象。在后世脉法中，夏季的季节脉一般称为"洪"不称为"钩"，用洪这个名称取代了钩，所谓"春弦、夏洪、秋毛、冬石"，即"如洪水之波浪涌起，浮沉取之有力，其中微曲如环如钩，故夏脉曰钩，钩即洪也"。

弦脉端直以长，如按琴弦。脉形端直而形长，脉势较强、脉道较硬，切脉时有挺然指下、直起直落的感觉，故形容为"从中直过""挺指不移者"。弦脉可分成三种，一是有胃气的即正常季节脉的弦，是"软弱招招，如揭长竿末梢"；二是病脉弦是"盈实而滑，如循长竿"；三是死脉弦，是"急益劲，如新张弓弦"。

---

① 高鼓峰：明末清初医家。名斗魁，字旦中，浙江鄞县人。著有《四明心法》《四明医案》等。

紧脉脉来绷急弹指，状如牵绳转索。紧脉的脉势紧张有力，坚搏抗指，且有旋转绞动或左右弹指的感觉，但脉体较弦脉柔软。《诊家正眼》云："紧脉有力，左右弹人，如绞转索，如切紧绳。"

临证心得

洪脉多见于阳明气分热盛，亦主邪盛正衰。洪脉多见于外感热病的极期，如伤寒阳明经证或温病气分证。此时由于阳气有余，正气不衰而奋起抗邪，邪正剧烈交争，致使脉道扩张，气盛血涌，故脉大而充实有力。若久病气虚，或虚劳、失血、久泄等病证而出现洪脉，必浮取盛大，而沉取无力无根，或见躁疾，此为阴精耗竭，孤阳将欲外越之兆，多属危候。此外，夏令阳气亢盛，肌表开泄，气血向外，故脉象稍现洪大，为平脉。

弦脉多见于肝胆病、疼痛、痰饮等，或胃气衰败。弦脉在脏应肝，以柔和为贵。若情志不遂，肝气郁结，疏泄失常，气郁不利致经脉拘束，则见弦脉。若疟邪侵入，伏于半表半里，少阳枢机不利亦可见弦脉，如《金匮要略·疟病脉证并治》谓："疟脉自弦。"疼痛、痰饮等，均可使肝失条达，气机阻滞，阴阳不和，脉气因而紧张，故脉可强硬而弦。虚劳内伤，中气不足，肝木乘脾土；或肝病及肾，阴虚阳亢，也可见弦脉，但应为弦缓或弦细。春季平人脉象多稍弦，是由于初春阳气主浮而天气犹寒，脉道稍带敛束，故脉如琴弦之端直而挺然，此为平脉。

紧脉多见于实寒证、疼痛、食积等。寒邪侵袭机体，正气未衰，正邪相争剧烈，脉管收缩紧束而拘急，则脉来绷急而搏指，状如切绳，故主实寒证。寒邪在表，脉见浮紧；寒邪在里，脉见沉紧。故《景岳全书·脉神章》云："紧脉为阴多阳少，乃阴邪激搏之候。"诸痛、宿食出现紧脉，亦为寒邪积滞与正气相搏，脉失柔和所致。

医案举例

医案一

文学陈文阿，两足麻痹，初服和血，改服攻痰，更服导湿，并两手亦患矣。余曰：脉洪而软，阴阳并虚，虚风鼓动，良由攻治太深，真元日削耳。用神效黄芪汤（《兰室秘藏》：黄芪二两，炙甘草、白芍各一两，人参八钱，陈皮五钱，蔓荆子一钱。上哎咀，每服五钱……主治周身麻木不仁……）加茯苓、白术、当归、生地，十剂而小效，更以十全大补加秦艽，六十余服而安。（《里中医案》）

医案二

太史杨方壶夫人，盛怒得食，忽然晕倒，医认中风。余曰：左关弦急，右关滑大而软，本中气不足，又为肝木乘脾，故食不能化。先用理中汤加枳壳、玄明粉，二剂下黑粪数枚，急以六君子加姜汁而服，四剂晕乃止。（《里中医案》）

医案三

五家嫂发热烦渴，胸腹痛甚，肢节皆疼，服理气降火和血之药不效。余诊其脉紧而非数，乃中有痼冷也，遂用八味丸料加人参服之，数剂而霍然。（《删补颐生微论·医案论》）

促结代

促，为急促，数时一止。结，为凝结，缓时一止，止无常数，一止即来。代，即禅代，止有常数，良久方至。

促，阳也。结、代皆阴也。止者，或衰惫而失其揆度之常，或留滞而阻其运行之机，因而不相接续也，俗谓之歇至。

促脉必兼数，于急促中时见一止。

结脉必兼缓，如徐行而怠，偶羁①一步，皆或二动三动而止，一止即来。

代脉兼迟，止有常数，如四时之禅代，不愆其期，但不能自还，必良久而后复动耳。

独有缓脉主为胃气，来往和匀，四至即是，必有兼脉，方以病拟。

---

① 羁：停留。

缓，阴也，从容和缓，浮沉得中，此平人之正脉，即真胃气脉也。

廷按：病中湿，脉多怠缓，身足重，步履疲，此屡验也。

杨乘六[1]曰：大抵脉来和缓，病虽重可治，以其有胃气也。大抵病能饮食，虚能受补，亦为有胃气，易治易愈。若见食即畏，服药即胀，为无胃气，不治。

显廷按：帝曰：四时之序，逆从之变异也，然脾脉独何主？岐伯曰：脾脉者土也，孤脏以灌四旁者也。帝曰：然则脾善恶可得见之乎？岐伯曰：善者不可得见，恶者可见。玩此可知善者是缓脉之从容不迫，浮沉得中，不疾不徐，意气欣欣，悠悠扬扬，难以名状，是真胃气脉也。故凡脉皆以有胃气为本，惟以意消息之。又曰：平脾脉来，和柔相离，如鸡践地。盖犹鸡之徐行践地，至和而柔者也。若病，脾脉来实而盈数，如鸡举足。盖犹鸡之疾行举足，虽为和缓，而实盈且数，则少和缓意，所以谓之病也。至死，脾脉来则锐且坚，是弱而不和矣。如鸟之喙，其喙不静矣；如鸟之距[2]，其距必前矣；如屋之漏，其势必间矣；如水之流，其势不及矣，所以谓之死也。

点 评

促脉、结脉与代脉为脉律相类脉，促脉的脉象特点是"脉来数而时有一止，止无定数"，即脉来急促，节律不齐，有不规则的歇止，如《脉经》云："促脉，来去数，时一止复来。"结脉的脉象特点是"脉来缓慢，时有中止，止无定数"，即脉来迟缓，脉律不齐，有不规则的歇止，如《脉经》云："结脉，往来缓，时一止复来。"《诊家正眼》称结脉为"迟滞中时见一止"。代脉的脉象特点是"脉来一止，止有定数，良久方还"，即脉势较软弱，脉律不齐，表现为有规则的歇止，歇止的时间较长，如《脉经》云："代脉，来数中止，不能自还，因而复动。"《诊家正眼》亦记载"代为禅代，止有常数"。

促脉、结脉和代脉三者均有歇止的脉象，三者的区别在于促脉是脉数

---

[1] 杨乘六：清代医家。字以行，号云峰，西吴（今浙江湖州）人。精于医，尤对脉诊最为擅长，撰《临症验舌法》，另辑有《医宗己任编》。

[2] 距：雄鸡爪子后面突出像脚趾的部分。

而中止，结脉是脉缓而中止，二者歇止均不规则；代脉是脉来一止，歇止有规则，且歇止时间较前两者长。

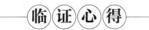

临床上，促脉多见于阳盛实热、气血痰湿停滞，亦可见于脏气衰败。阳气亢盛，热迫血行，心气亢奋，故脉来急数；热灼津伤则津血衰少，心气受损，脉气不相接续，故脉有歇止；气滞、血瘀、痰饮、食积等有形实邪阻滞，脉气接续不及，亦可时见歇止。促结两脉均为邪气内扰，脏气乖违，脉不接续所致，故其脉来促而有力。若因真元衰惫，心气亏损，虚阳浮动，亦可致脉气不相顺接而见促脉，但必促而无力。《诊家正眼》记载："若真元衰惫，则阳弛阴涸，失其窜度之常，因而歇止者，其症为重。"正常人亦可因情绪激动、过劳、酗酒、饮浓茶等而偶见促脉者。结脉多见于阴盛气结、寒痰血瘀，亦见于气血虚衰等证。阴寒偏盛则脉气凝滞，故脉率缓慢；气结、痰凝、血瘀等积滞不散，心阳被抑，脉气阻滞而失于宣扬，故脉来缓慢而时有一止，且为结而有力；若久病气血衰弱，尤其是心气、心阳虚衰，鼓动无力，气血运行不畅，脉气不续，故脉来缓慢时有一止，且为结而无力。代脉多见于脏气衰微，疼痛、惊恐、跌仆损伤等。脏气衰微，元气不足，鼓动无力，以致脉气不相接续，故脉来时有歇止，良久复还，脉虚无力，如《伤寒溯源集》记载："代，替代也，气血虚惫，真气衰微，力不支给。"另外，疼痛、惊恐、跌仆损伤等见代脉，是因暂时性的气结、血瘀、痰凝等阻滞脉道，血行涩滞，脉气不能衔接，而致脉代而应指有力。实际临床中常兼见结代脉等，如常应用炙甘草汤治疗"心动悸分脉结代"之虚劳肺痿证，即现代医学中的心悸、胸绞痛、房颤等病证。

医案举例

医案一

又李士材治李明奇，素雄壮，忽左胁痛，手不可近，用左金丸、泻肝汤。至月余，痛处渐大，右胁亦痛，不能行动，神气如痴，惚惚若有所失，面色黄，两关脉促，谓其蓄血已深，非快剂不下。用桃仁承气汤，一服不动。再加干漆、生大黄五钱，下血块十余枚，遂痛止神清。惟见困倦，先与独参汤，再用八珍汤调理，三月而康。（《古今医案按》）

医案二

先兄念山，谪官浙江按察，郁怒之余，又当盛夏，小便不通，气高而喘。以自知医，服胃苓汤四帖不效。余曰：六脉见结（《里中医案》作"六脉大且结"），此气滞也。但用枳壳八钱、生姜五片，急火煎服，一剂稍通，四剂霍然矣。（《医宗必读》）

医案三

京卿叶震瀛夫人，痞闷而喘，肌肤如灼，汗出如洗，目不得瞑，六脉皆代，有医者请以十剂决效。余谓之曰：神气不甚衰者，灯将灭而复明也，汗如油，喘不休，明旦死矣。果夜分神□（原书即缺字），初晓死。（《里中医案》）

大小疾

大，不是洪，应指形大。小，不是细，应指形小。疾，快于数，脉来七至。

显廷续补：大，阳也，浮取之若浮而洪，沉取之大而无力，与洪脉之盛大且数不同，旧本多统于洪脉，今分别之。

小，阴也，指下形小，与细脉之细如蜘蛛丝不同，二者乃以形状言大小也。

疾，阳也，呼吸之间脉来七至，数之至极，故又名极，是热极之脉也。

点 评

大脉的脉象特点为"脉体宽大，但无脉来汹涌之势"，即寸口三部皆脉大而和缓、从容；相应的小脉指的是脉形窄小，大、小脉两者皆以指下脉形体大小而言；疾脉的脉象特点为"脉来急疾，一息七八至"，即脉来急疾，脉率比数脉更快，相当于每分钟120次以上。

医案举例

医案一

一人病伤寒，心烦喜呕，往来寒热，医以小柴胡与之，不除。许曰：脉洪大非小柴胡可知。而实热结在里，小柴胡安能去之？仲景云：伤寒十余日，热结在里，复往来寒热者，与大柴胡汤。三服而病除。大黄荡涤蕴热，伤寒中要药。王叔和云：若不用大黄，恐不名大柴胡。须是酒洗、生用为有力。"(《名医类案》卷一《伤寒》)

医案二

丹阳邑侯王维凝，伤寒汗下后时时灼热，医谓汗后不为汗衰，邪气深重，禁其食，服清剂。困倦已极，求治于余。余曰：脉小腹濡，此邪气已尽，正气未复，谷气不加，阳明失养，非病也，饥也。病者不能言，但首肯不已。徐进糜粥日五六次，居五日，不药愈。(《里中医案》)

医案三

侍御冯五玉令爱，发热咳嗽，已及半载，十月间吐鲜血甚多，一日之内，不过食粥一盏，大肉消陷，大便溏泄，沉困着床，脉来七至。余曰，法在不救，人所共知，若能惟余是听，不为旁挠，可救十中之一。每贴用人参五钱，桂、附各一钱，芪、术各三钱，归、芍各二钱，陈皮一钱，日投三贴，约进七十剂，及壮水丸三斤，而后起于床，又三月而饮食如旧。若泥常法而弃之，幽潜沉冤矣。(《医宗必读》)

附　辨似脉

燕峰氏曰：虚、散、芤、革四脉，皆见浮大，亦皆不任沉按，但虚之大软则兼迟，散之大涣轻飘，芤之大则软，革之大且弦也。虚则愈按而愈软，芤则重按而反见，散、革按之全无，然散之无是涣散意，革之无乃中空象也。

点评

革脉的脉象特点为"浮而搏指，中空外坚，如按鼓皮"，即浮取感觉脉管搏动的范围较大，硬而搏指，重按则乏力，有豁然而空之感，外坚中空如以指按压鼓皮之状。正如徐春甫所说："浮弦大虚，如按鼓皮，内虚外急。"芤脉的脉象特点为"浮大中空，如按葱管"，即应指浮大而软，按之上下或两边实而中间空，说明芤脉位偏浮、形大、势软而中空，如《濒湖脉学》云："芤形浮大㲄如葱，边实须知内已空。"这是脉道中血量减少，充盈度不足，紧张度低下的一种状态。散脉的脉象特点为"浮散无根，稍按则无，至数不齐"，即浮取散漫，中候似无，沉候不应，漂浮无根，并常伴有脉律不齐，或脉力不匀，故散脉为浮而无根之脉，如《濒湖脉学》云："散似杨花散漫飞，去来无定至难齐。"虚脉，一是指无力脉，主要特征为三部脉举之无力，按之空豁，应指松软；二是指一切无力脉象的总称，包括了濡、弱、微、虚、散等多种脉象。脉象特点是位偏浮，率偏迟，形大松软，空虚无力，如《脉经》："虚脉，迟大而软，按之无力，隐指豁豁然空。"

濡、微二脉皆浮细而软，又皆不任沉按，但濡脉浮候犹见细软，微则轻取如无，更极细极软矣。濡脉按之随手而没，微则欲绝非绝，犹似有似无矣。其并异于虚、散、芤、革者，一从浮大，一从浮细也。

🔲 **点 评**

濡脉与微脉为脉宽、脉力相类脉。濡脉的脉象特点为"浮细无力而软"，即位浮、形细、势软。其脉管搏动的位置在浅表，形细势软而无力，如絮浮水，轻取不得，重按不显，故又称软脉。《濒湖脉学》云："濡者阴也……极软而浮细，轻手乃得，不任寻按。"微脉的脉象特点为"极细极软，按之欲绝，若有若无"，即脉形细小，脉势极软弱，以致轻取不见，重按不明显，似有似无。

细、弱二脉，皆沉按始得，亦皆浮举全无，但细脉虽沉，按之犹显明而易见，弱更较之极细极软耳。其并异于濡、微者，一在浮分，一在沉分也。

🔲 **点 评**

细脉的脉象特点为"脉细如线，但应指有力"，即脉道狭小，往来如线，但按之不绝，应指明显。弱脉的脉象特点为"沉细无力而软"，即位沉、形细、势软。由于脉管细小不充盈，其搏动部位在皮肉之下靠近筋骨处，指下感到细而无力。《脉经》云："极软而沉细，按之欲绝指下。"

短脉之两头俯而中央起，与动似，但动是圆转如豆，必兼滑数，短则气虚不能满部，不若动脉之动摇不已也。

🔲 **点 评**

短脉的脉象特点为"首尾俱短，常只显于关部，而在寸、尺两部多不显"，即脉搏搏动的范围短小，脉体不如平脉之长，脉动不满本位，多在关部应指较明显，而寸部和尺部常不能触及。如《濒湖脉学》云："不及本位，应指而回，不能满部。"动脉的脉象特点为"脉形如豆，滑数有力，厥厥动摇，关部尤显"，即同时见有短、滑、数三种脉象的特点，其脉搏搏动部位在关部明显，应指如豆粒动摇。如《脉经》云："动脉，见于关上，无头尾，大如斗，厥厥然动摇。"

实脉之长大而坚，其强劲与弦、紧、牢似，但弦虽略带长而必滑，紧虽急劲而必数，且犹弹手，牢之实大弦强，是又兼弦，亦只见于沉分耳。

点 评

实脉的脉象特点为"三部脉均举按充实有力，其势来去皆盛，应指偪偪"。实脉的含义有二：一是有力之脉，其脉象特点是脉搏搏动力量强，寸关尺三部，浮中沉三候均有力量，脉管宽大。《濒湖脉学》云："浮沉皆得，脉大而长，微弦，应指偪偪然。"二是一切有力脉象的总称，统括为洪、长、实、弦、紧、牢等有力脉象。弦脉的脉象特点为"形细而行迟，往来艰涩不畅，脉势不匀"，即脉形较细，其搏动往来迟滞艰涩，极不流利，脉律与脉力不匀，呈三五不调之状。滑伯仁喻为"如轻刀刮竹"，可理解为不流利脉。紧脉的脉象特点为"脉来绷急弹指，状如牵绳转索"，即脉势紧张有力，坚搏抗指，且有旋转绞动或左右弹指的感觉，但脉体较弦脉柔软。《诊家正眼》云："紧脉有力，左右弹人，如绞转索，如切紧绳。"牢脉的脉象特点为"沉而实大弦长，坚牢不移"，即脉位沉，应指范围超过寸、关、尺三部，脉势实大而弦。牢脉轻取、中取均不应，沉取始得，但搏动有力，势大形长，为沉、弦、大、实、长五种脉象的复合脉。

燕峰氏按：帝问曰：何以知病之所在？岐伯曰：察九候独小者病，独大者病，独疾者病，独迟者病，独热者病，独寒者病，独陷下者病。玩此"独"字，正医中精一之义，诊家纲领莫切于此，经云得一之精以知死生是也。盖九候中，有脉独与他部不同，即按其部而知其病之所在也，但既言独疾，则主热矣，既言独迟，则主寒矣，而又言独寒独热[1]者，必于阳部得洪、实、滑、数之脉，故又言独热[2]也，必于阴部得迟、微、细、涩之脉，故又言独寒也[3]，独陷下者，沉伏而不起者也。

显廷按：《诊家枢要》每脉分主病症，以寸迟主上寒，关迟主中寒，尺

---

[1] 独寒独热：据文义当指"独热"。

[2] 独热：据文义当指"独寒"。

[3] 独寒也：疑衍。

迟主下寒，盖亦深得经旨之奥义。至《吴医汇讲》唐立三[①]言三部之脉，数则俱数，迟则俱迟，如何提出一部之独迟独数为主病乎？此为叛经之论，勿为所惑，当以燕峰公灼见为定论也，要知一部独乖，乖处藏奸，便得病之所在，洵诊家之扼要哉！

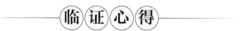

临床上，大小脉多见于健康人，或为病进；疾脉多见于阳极阴竭，元气欲脱之病证；革脉多见于亡血、失精、半产、漏下等病证；芤脉多见于失血、伤阴等病证；散脉多见于元气离散，脏腑精气衰败，尤其心、肾之气将绝的危重病证；濡脉多见于虚证或湿证；微脉多见于气血大虚，阳气衰微；细脉多见于虚证或湿证；弱脉多见于阳气虚衰、气血两虚证；短脉多见于气虚或气郁等证；动脉多见于惊恐、疼痛；实脉多见于实证，亦见于常人；弦脉多见于肝胆病、疼痛、痰饮等，或胃气衰败；紧脉多见于实寒证、疼痛、食积等；牢脉多见于阴寒内盛、疝气、癥积等病证。

---

① 唐立三：名大烈，号笠山，江苏苏州人，选授苏州府医学正科．生年不详，卒于嘉庆辛酉（1801）。主编《吴医汇讲》。

下卷

橘泉子余显廷廉斋甫述

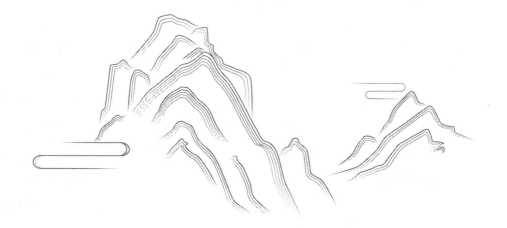

太极图抄引

朱子①曰：太极只是天地万物之理。在天地统体一太极，在万物②各具一太极，即阴阳而在阴阳，即五行而在五行，即万物而在万物。夫五行异质，四时异气，皆不能外乎阴阳，阴阳异位，动静异时，皆不能离乎太极，人在大气中，亦万物中一物尔，故亦具此太极之理也。惟具此太极之理，则日用③动静之间，皆当致夫中和，而不可须臾离也。医之为教，正示人节宣天地之气，而使之无过不及。攻④是业者，不能寻绎⑤太极之妙，岂知本之学哉？故具太极图抄于首简。

点 评

本节出自明代医家孙一奎《医旨绪余》。孙氏精通易学，以易理阐发医理，引用朱熹太极即万物之理，指明阴阳、五行乃至万物皆具一太极，而医亦不例外，应以太极为本。

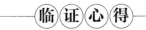

朱子太极理论认为，宇宙中万物都是相互联系、相互作用的，而在人体内部也存在着各种相互作用的系统。因此，太极理论被用于中医诊断和治疗中。在中医诊断中，通过观察患者的行动和动作，可以判断其身体内部的气血是否流通畅通，以及身体内部各系统之间的平衡状态。在治疗疾病方面，朱子太极理论被用于调整身体内部各系统之间的平衡，以恢复健康。例如，通过练习太极拳等身体运动，可以调整身体各部的气血运行，从而改善患者的健康状况。

---

① 朱子：即朱熹之尊称。朱熹，宋代著名的理学家、思想家、哲学家、教育家，儒学集大成者。
② 万物：此下原衍"万物"二字，据文义删。
③ 用：据理疑似为"月"。
④ 攻：致力研究。
⑤ 寻绎（yì义）：反复探索，推求，探究。

周子 ① 太极图说

　　无极而太极，太极动而生阳；动极而静，静而生阴。静极复动，一动一静，互为其根，分阴分阳，两仪立焉。阳变阴合而生水、火、木、金、土，五气顺布，四时行焉。五行一阴阳也，阴阳一太极也，太极本无极也，五行之生也，各一其性，无极之真，二五之精，妙合而凝，乾道成男，坤道成女，二气交感，化生万物，万物生生而变化无穷焉。惟人也，得其秀而最灵，形既生矣，神发知矣，五性感动而善恶分，万事出矣，圣人定之以中正仁义而主静，立人极焉，故圣人与天地合其德，日月合其明，四时合其序，鬼神合其吉凶，君子修之吉，小人悖之凶，故曰立天之道曰阴与阳，立地之道曰柔与刚，立人之道曰仁与义。又曰，原始反终，故知死生之说。大哉《易》也，斯其至矣。

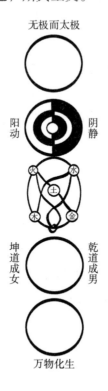

① 周子：北宋理学家周敦颐。著有《太极图说》。

回 点 评

本节为北宋理学家周敦颐撰写的《太极图说》，阐明太极图内涵。周子太极图异于阴阳鱼太极图，展现了由无极太极至阴阳、五行，乃至万物的变化发展过程，提出人为万物之灵，而人的至高准则为"中正仁义而主静"。

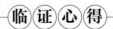

周子太极图强调太极生阴阳，阳动阴静，变化生万物的过程。人体清阳和浊阴的运动变化过程产生一系列的生理效应，如《素问·阴阳应象大论》载曰："清阳出上窍，浊阴出下窍；清阳发腠理，浊阴走五脏；清阳实四肢，浊阴归六腑。"人体中如果清阳浊阴运动变化失常，就会出现某些疾病，如《素问·阴阳应象大论》载曰："清气在下，则生飧泄；浊气在上，则生䐜胀。"清气，属阳当升。若清阳之气不能上升则衰于下，而成完谷不化的飧泄证。浊气，属阴当降。若浊阴之气滞于上而不能降，则壅塞胸膈，表现为胸膈胀满的䐜胀证。因脾主升清阳，胃主降浊阴，故后世医家常用此句概括脾胃的病理变化。脾气虚运化失常，清阳之气不升，肠中清浊不分而成泄泻；胃气不降而反上升，浊阴之气积于胃脘部，而使胃脘胀满。

医 案 举 例

光禄柴黼庵，善饮，泄泻腹胀，吐痰作呕，口干。此脾胃之气虚，先用六君加神曲，痰呕已止，再用补中益气加茯苓、半夏，泻胀亦愈。此症若湿热壅滞，当用葛花解醒汤分消其湿，湿既去，而泻未已，须用六君加神曲，实脾土，化酒积。然虽为酒而作，实因脾土虚弱，不可专主湿热。（《内科摘要·卷上》）

不知《易》者不足以言太医论

生生子①曰：天地间非气不运，非理不宰②，理气相合而不相离者也，何也？阴阳，气也，一气屈伸而为阴阳。动静，理也；理者，太极也，本然之妙也。所以纪纲造化，根柢人物，流行古今，不言之蕴也，是故在造化则有消息③盈虚，在人身则有虚实顺逆。有消息盈虚则有范围之道，有虚实顺逆则有调剂之宜，斯理也，难言也。包羲氏④画之，文王象⑤之，姬公⑥爻之，尼父⑦赞而翼之，黄帝问而岐伯陈之，越人难而诂释之，一也。但经与四圣则为《易》，立论于岐黄则为《灵》《素》，辨难于越人则为《难经》，书有二而理无二也。知理无二，则知《易》以道阴阳，而《素问》，而《灵枢》，而《难经》，皆非外阴阳而为教也。《易》理明则可以范围天地，曲成民物，通知乎昼夜。《灵》《素》《难经》明，则可以节宣化机，拯理民物，调燮札瘥⑧疵疠⑨而登太和。故深于《易》者，必善于医，精于医者，必由通于《易》。术业有专攻，而理无二致也，斯理也，难言也，非独秉之智不能悟，亦非独秉之智不能言也。如唐祖师孙思邈者，其洞彻理气合一之旨者欤，其深于《易》而精于医者欤，其具独秉之智者欤。故曰不知《易》者，不足以言太医，惟会理之精，故立论之确，即通

---

① 生生子：明代医家孙一奎，字文垣，号东宿，别号生生子，安徽休宁县人，生活于明代嘉靖至万历（1522~1619）年间。著有《赤水玄珠》《医旨绪余》《孙文垣医案》等。

② 宰：掌管，掌治。

③ 消息：比喻荣枯盛衰。《易经·丰卦》："天地盈虚，与时消息。"

④ 包羲氏：即伏羲氏。是五天帝之一，生于陇西成纪（今甘肃天水市），所处时代约为旧石器时代中晚期。伏羲是古代传说中中华民族人文始祖，是中国古籍中记载的最早的王，是中国医药鼻祖之一。

⑤ 象（tuàn）：《易经》中解释卦义的文字。

⑥ 姬公：指周公姬旦。周文王第四子。封地在鲁（今山东），史称周公。西周初杰出的政治家、思想家、军事家。

⑦ 尼父：亦称"尼甫"。对孔子的尊称，孔子字仲尼，故称。

⑧ 札瘥：疫疠、疾病。

⑨ 疵（cī 吡）疠：亦作"疵厉"。灾害疫病。

之万世而无弊也。彼知医而不知《易》者，拘方之学，一隅之见也，以小道视医，以卜筮①视《易》者，亦蠡测②之识，窥豹③之观也，恶足以语此。

点 评

本节出自明代医家孙一奎《医旨绪余》。孙一奎首先从阴阳太极谈理气之用及关系，又指出《易》理明"可以范围天地，曲成民物，通知乎昼夜;《灵》《素》《难经》明，则可以节宣化机，拯理民物，调燮札瘥疵而登太和。故深于《易》者，必善于医，精于医者，必由通于《易》。术业有专攻，而理无二致"，从而揭示了医易相通，医易同源，最后提出"知医而不知《易》者，拘方之学，一隅之见也"，强调为医者应知易学的必要性和重要性。此篇主旨在唐代孙思邈《大医习业》中亦有体现:"又须妙解阴阳禄命，诸家相法，及灼龟五兆、《周易》六壬，并须精熟，如此乃得为大医。"即为不知《易》者，不足以言太医。

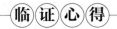

医易同源，医易同理，《易经》作为中医理论的源头活水，其中的天人合一整体观、阴阳对立统一观等在中医理论中得到了发挥和应用，中医治疗原则，调整阴阳作为基本原则。《易经》崇尚"中"，中医的理法方药都离不开"中"。《易经》中"既济卦"和"未济卦"，二卦相互对立转化，临床上心火和肾水未济，出现烦躁失眠、多梦、心神不安等。中医学维持身体稳态的治疗原则，与《易经》的卦理息息相通。

---

① 卜筮:古时预测吉凶，用龟甲称卜，用蓍草称筮，合称卜筮。

② 蠡（lǐ 里）测:以瓠瓢测量海水。比喻见识短浅，以浅见量度人，"以蠡测海"的略语。

③ 窥豹:"窥豹一斑"的略语。谓只见局部未见整体。比喻以小见大或以偏概全。

两肾命门合周子太极图形

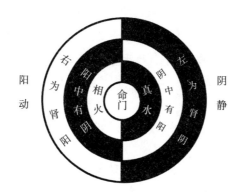

《难经》曰：命门者，男子以藏精，女子以系胞。余按:《内经》只云精藏于肾，又考胞胎，亦是系于两肾，其谓男子以藏精，女以系胞者，是极归重于命门。以此中间动气，为人之命蒂，藏精系胞，皆由其主持，实生命之根也，故云。

橘泉子按：人受天地之中以生，亦具有太极之形，如两肾命门，在人身中合成一太极，是天人一致之理也。盖人以气化而成形，二五之精①，妙合而凝，初如珠露之一滴，而命门先生，内含一点元阳，以为生生不息之机。命曰动气，又曰原气，此中间命门，即太极之本体也。迨②气以成形，分阴分阳，而两肾始生，是太极之生两仪也。故第以形言，则左为肾阴，右为肾阳，为藏精之舍，而命门则无形可见，常运动乎其中，实为阳气之根，虽不曰相火，亦即火之气也。两肾中间是其安宅，即《易》所谓一阳陷于二阴之中，一是阳数，阳则为火，其《内经》少火生气之谓欤。至其右旁相火，即三焦之宅穴，三焦者，通达于命门，禀命而行，周流于一身而不息；其左旁真水，乃真阴之水气，亦随相火周流于一身之间。此一水一火，俱本无形，日夜潜行而默运，要皆由命门主使之。故《难经》曰肾间动气者人之生命也，人身既由此而生，可不慎保其真元也哉？

---

① 二五之精：指生命之孕育。二指阴阳，五指五行。

② 迨（dài 代）：等到，达到。

📖 点 评

命门学说，由来已久。《黄帝内经》认为命门目也，藏精系胞在于两肾。《难经》认为命门乃男子藏精女子系胞之所，将命门与肾联系在一起。孙一奎以为命门为肾间动气，为人身之太极。橘泉子按语则细论之，言人身具太极之形，聚而成命门，乃生生不息之动气（原气），分阴分阳，两肾始生，与易之坎卦相类，一阳陷于二阴之中。

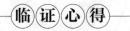

临证心得

命门能藏精系胞宫，与人的生殖机能密切相关。临床在诊断不孕症、不育症及其他生殖系统疾病时，命门火衰是重要病机。有学者结合西医学分析了命门与生殖机能的关系，认为肾藏精，精生髓，髓充脑，脑的功能正常，维持命门的生殖机能，因此命门与"下丘脑—垂体—性腺轴"有密切关系。历代医家临床上治疗生殖机能异常也多从温阳补肾入手。

医案举例

龚子材治刘小亭，年四十无子，阳事痿弱，精如冰冷。求诊，两寸脉洪，两尺脉沉微无力，此真元衰惫，乃平素研丧过度所致。以固本健阳丹加人参、附子、枸杞、覆盆子各二两，制一料，服尽，觉下元温暖。如前又制一料，服至半料而止，果孕生一子。后传之于刘柏亭、刘敏庵，服之俱得子。（《续名医类案·三十二卷》）

越人曰左为肾右为命门合二气圆转太极图说

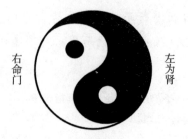

考汪双池①先生《诠义》，曰太极之为图不一，若杨龟山②则白圈而涂其半，蔡西山③则又为二气圆转之形，此于理不诬，而法象皆有所合。余按：越人④以左为肾，右为命门，云命门者，诸神精之所舍，原气之所系，是皆以气言，而与此图甚合，故独宗之。

橘泉子按：《易》有太极，是生两仪。两仪者，只是两个阴阳，邵子⑤所谓一分为二者也。由是观之，则蔡氏二气圆转之图，亦直以太极分为两个阴阳，其象活泼，其气圆转，诚哉于理不诬矣。而越人谓左为肾、右为命门者，盖以先天转为后天，乾变成离，一阳落于坎中，为生气之根，升发于左肾，归藏于右肾，其中是先天乾阳之所在，为人生命之门，故直曰命门。且后天之义，本以震之一阳为主，阴止以辅阳而已，则右尺命门正是一阳震卦，人自不察耳。夫天下事，信之以理，理所可信，从而信之，越人分左为肾、右为命门，虽《内经》所未发，然不得以此而疑之。彼《内经》未以两肾分言者，正犹浑仑之太极，无极之前，阴中含阳，有象之后，阳以分阴，斯《内经》妙处，乃不言之言也。矧⑥《三十九难》云命门其气与肾通，则亦不离乎肾，其习坎之谓欤。八卦中他卦虽重，不加其名，独坎加习，则越人右加其名曰命门，其义不灼，然可见哉；学者于此不加察焉，反訾⑦而非之，是亦惑矣。苏氏轼曰：医之有《难经》，句句皆理，字字皆法，后世达者，神而明之，如盘走珠，如珠走盘，无不可者，若出新意而弃旧学以为无用，非愚无知则狂而已。余尝佩斯言而志之勿谖⑧。

① 汪双池：即汪绂（1692~1759），字灿人，号双池，又号重生。清代徽州婺源（今属江西）人。著有《易经诠义》《书经诠义》《诗经诠义》《春秋集传》《礼记章句》《医林纂要探源》等。

② 杨龟山：即杨时（1053~1135），北宋学者、官吏。字中立，号龟山，南剑州将乐（今属福建）人。著有《龟山集》。

③ 蔡西山：即蔡元定（1135~1198），字季通，学者称西山先生，建宁府建阳县（今属福建）人。南宋著名理学家、律吕学家、堪舆学家，朱熹理学的主要创建者之一，被誉为"朱门领袖""闽学干城"。

④ 越人：即秦越人（扁鹊），著《难经》，立"左肾右命门"之说。

⑤ 邵子：即邵雍（1011~1077），北宋哲学家、易学家，有"内圣外王"之誉。字尧夫，谥号康节，自号安乐先生、伊川翁，后人称百源先生。

⑥ 矧（shěn 审）：另外，况且。

⑦ 訾（zǐ 紫）：毁谤，非议。

⑧ 谖（xuān 宣）：忘记。

回 点 评

孙一奎论蔡元定阴阳"二气圆转之形"尤其符合易之两仪说；并言《难经》左为肾右命门说，认为命门为男子藏精、女子系胞之所。为"诸神精之所舍，原气之所系"是皆以气而言，亦与二气圆转图之气的运动变化相一致。橘泉子按语则进一步说明越人之说为先天后天太极阐述这一原理。"以先天转为后天，乾变成离，一阳落于坎中，为生气之根，升发于左肾，归藏于右肾，其中是先天乾阳之所在，为人生命之门，故直曰命门。"

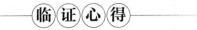

以上五则讨论命门学说专篇，均出自明代医家孙一奎《医旨绪余》前五篇。橘泉子加以讨论点按。

孙氏在《周易·系辞》"易有太极，是生二仪……"哲学思想的启发下，吸收了北宋周敦颐《太极图说》"五行一阴阳也，阴阳一太极也，太极本无极也"的哲学观点，在结合《难经》有关命门功用认识的基础上，提出"肾间之动气"来形象描述命门在人体的生理机能。结合北宋理学家周敦颐《太极图说》，参考理学诸家朱熹、杨时、蔡元定、邵雍之论，来说明命门于人的重要性。命门"肾间动气，为人身之太极"。橘泉子按语则细论之，言"人身具太极之形，聚而成命门，乃生生不息之动气（原气），分阴分阳，两肾始生，与易之坎卦相类，一阳陷于二阴之中"，提出命门为人身之太极即为先天之本。太极化阴阳，即为人身的元阴元阳。在此基础上化生成后天之阴阳。

明代许多医家对命门学说进行了深入探讨，如赵献可提出命门真君说；张景岳在前人基础上，提出命门本源说和水火命门说，将阴阳、精气、水火的理论与肾命学说有机结合，并指导临床精气互生、阴阳相济的诊疗思路。认为命门为人身之太极，产生"先天无形之阴阳"，继而再化生"后天有形之阴阳"。命门水火并具，精气共存。命门与肾相通，亦不离乎肾。补元阴元阳即从补肾阴肾阳入手。

灵兰秘典十二官论

此言十二官之道，乃至道也，微妙而难测，变化而无穷，帝乃深赞此论，而藏灵兰之室，以传保焉。实习医之第一要义，学者当熟玩之。

帝曰：愿闻十二脏之相使，贵贱何如？岐伯曰：心者，君主之官也，神明出焉。心为一身之君主，禀虚灵而含造化，聪明智慧莫不由之，故曰神明出焉，是极归重于心也。肺者，相去声傅之官，治节出焉。肺与心皆居膈上，位高近君，犹之宰辅，故称相傅之官。肺主气，气调则营卫脏腑无所不治，故曰治节出焉，节制也。肝者，将军之官，谋虑出焉。勇而能断，故曰将军，肝能藏血，故善谋虑，而谋虑所出，犹运筹于帷幄之中也。胆者，中正之官，决断出焉。胆秉刚果之气，故为中正之官，有胆量则有果断，故决断出焉。膻中者，臣使之官，喜乐出焉。膻中者，胸中两乳间，为气之海，包络为心之居室，膻中如包络之宫城，位居膻中，而代君行令，故为臣使之官，气和志通，则喜乐出焉。脾胃者，仓廪之官，五味出焉。脾主运化，胃司受纳，通主水谷，故皆为仓廪之官，五味入胃，由脾转输，以养脏气，故曰五味出焉。大肠者，传道之官，变化出焉。大肠居小肠之下，小肠之受盛者，赖以传道，变化糟粕，从是出焉。小肠者，受盛平声之官，化物出焉。小肠居胃之下，受盛胃中水谷，赖以化物而分清浊，水液由此而渗于前，糟粕由此而归于后，脾气化而上升，小肠化而下降，故曰化物出焉。肾者，作强之官，伎巧出焉。五脏惟肾强于作用，故曰作强之官。而男女构精，人物化生，精妙莫测，故曰伎巧出焉。三焦者，决渎之官，水道出焉。决，通也；渎，水道也。上焦不治则水泛高原，中焦不治则水留中脘，下焦不治则水乱二便，三焦气治则脉络通而水道利，引导阴阳开通闭塞，故曰决渎之官。膀胱者，州都之官，津液藏焉，气化则能出矣。膀胱位居最下，是为水府，乃水液都会之处，故曰州都之官，津液藏焉。膀胱有下口而无上口，水谷入肠，济泌别汁而渗入膀胱，若得下气海之气施化，则溲便注泄，气海之气不及则闭塞而不通矣。凡此十二官者，不得相失也，故主明则下安，以此养生则寿，殁世不殆，以为天下则大昌。主即心也，盖心者君主之官，神明出焉，故心既明，以摄生则寿，以处世则安，以治天下则昌，皆实理也。主不明则十二官危，使道闭塞而不通，形乃大伤，以此养生则殃，以为天下者，其宗大危，戒之戒之！玩此则十二脏之主在心，贵莫加焉，能养其主则十二官俱不相失，摄生处世治天下，无往而不得矣。

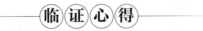

点 评

《素问·灵兰秘典论》原文以古代官制作比喻，用国家机构比拟十二脏腑，论述了十二脏腑的主要生理功能特点，以及十二脏腑之间的关系，并强调了心为诸脏主宰的观点。橘泉子认为此论微妙难测，变化无穷，作为医者，应该熟练掌握并理解其深意。因此，他针对每一句经文进行了注释，侧重从脏腑的形态结构、生理功能、病理变化等不同角度进行论述。如"肺与心皆居膈上""膻中者，胸中两乳间""膀胱位居最下"等论据来自脏腑的解剖形态；"肺主气""脾主运化""小肠之受盛者"等论据从脏腑的生理功能角度展开；"上焦不治则水泛高原，中焦不治则水留中脘，下焦不治则水乱二便""气海之气不及则闭塞而不通矣"等注释从脏腑的病理变化角度提供论据。

临证心得

本文的注解和论述，清晰阐明了各脏腑功能，语言流畅，易于理解。如心为君主之官，因其"禀虚灵而含造化，聪明智慧莫不由之，故曰神明出焉"；肺脏主管气机运行，"气调则营卫脏腑无所不治，故曰治节出焉"；又如说明了"膻中"居两乳间，实为心包络，为心之居室，代君行令。"故为臣使之官，气和志通则喜乐出焉。"十二官职能各异，分工协作，同时强调心为君主之官，必须心主神明功能正常，十二官方能各司其职，"主明则下安"的观点，临床指导意义体现在养生重养心，心安则神志气血和调，使人健康长寿，反之，十二脏腑功能失调则病。

人身内景说

咽之与喉有二窍，前后不同，喉在前，咽在后。咽则因物而咽，以应地气，而为胃之系，下连胃管，为水谷之道路。自咽而入于胃，胃主腐熟水谷，其水谷精悍之气自胃之上口出于贲门，输于脾，脾气散精，上归于心，淫精于脉，脉气流经，经气归于肺，肺朝百脉，输精于皮毛，毛脉合精，气行于腑，腑精神明，留于四脏，冲和百脉，颐养神气，利关节，通九窍，滋志意者也。其滓秽则自胃之下口入于幽门，传与小肠，自小肠下口至于大肠上口，大、小二肠相会为阑门。阑门者，阑约水谷以分别也，其水则渗灌入于膀胱。膀胱者，胞之室也，胞虚受水而为脏水之室家也。其浊秽入于大肠，大肠一名回肠，以其回屈而受小肠之浊秽也。喉主出纳，以应天气，而为肺之系，下接肺经，为喘息之道路，自喉咙而通于肺，肺下无窍而有空，行列分布诸脏清浊之气以为气管，大肠为肺之腑，肺色白，故大肠为白肠，主传送浊秽之气下行，传化物而不藏，皆由脏气鼓运也。肺之下有心，心系有二，一则上与肺相通，一则自肺叶曲折向后，并脊膂细络相连，贯脊通髓，而与肾系相通，小肠为心之腑，心色赤，故小肠为赤肠，主引心火浊气下行，其能化物者，心火之力，故称为火腑也。盖心通五脏系，而为五脏之主，有隔膜遮蔽浊气，不得上熏于心，所以真心不受邪凌犯，其所以致病者，心包络耳。心包络是包心脏之膜，有细筋如丝，自膻中散布，络绕于三焦。三焦者，即脏腑之外，躯体之内，包络诸脏腑，一腔之大腑也，其气通灌十二经络，上下往来，无有休息。脾系在膈下，著[①]右胁，上与胃膜相连，胃为脾之腑，脾色黄，故胃为黄肠，而为水谷之腑也。肝系在心肺下，著左胁，上贯膈，入肺中，与膈膜相连，而胆在肝短叶之间，胆为肝之腑，肝色青，故胆为青肠，而为清静之腑也。肾与脐对，左右两枚，精之所舍，而曲附脊膂，有系上通于心，所谓坎离相感，水火升降者此也，膀胱为肾之腑，肾色黑，故膀胱为黑肠，而为津液之腑也。

回 点 评

本篇"人身内景说"引自明代孙一奎的《医旨绪余》。孙一奎对中医理论研究特别重视，尤其对命门、三焦的论述颇有见地，强调命门为肾间动气，有名而无形。他将人身体内五脏六腑的结构、功能、运行特点进行生动描述，以《黄帝内经》《难经》中人体脏腑结构、功能为基础，进行全身脏腑功能及其运行过程的一种推测，亦为一种创新思考。他将五脏六

---

① 著：通"着"。

腑的功能有机地联系起来，阐明了咽之下的消化系统运行过程，喉之下的肺为中心的呼吸系统，及其关联的心、小肠、心包络、三焦、脾、肝、胆、肾之间的关系。论述了食物消化后其清、浊之气在体内运行过程，天气和诸脏清浊之气息在经肺后在体内的运行状况，并阐明了心肾水火升降之理。

临证心得

《素问·太阴阳明论》曰："喉主天气，咽主地气。"喉与气道相连，以通肺气，而肺主气司呼吸，与发音直接相关。若肺气宣畅，则呼吸通利，声音洪亮。若肺气不足，则见声音低微，少气懒言。若肺阴不足，阴虚火旺，则见咽喉肿痛，声音嘶哑。因肺虚所致的发音障碍，称作"金破不鸣"。因外邪犯肺，肺气被郁，则见咽喉红肿疼痛，声音重浊，甚则失音。因肺实所致发音障碍，称作"金实不鸣"。咽与食道相通，是食物消化吸收的必经之门户，可以反映脾胃、小肠、大肠、膀胱等腑的功能，换句话说，咽反映脾胃腐熟运化水谷的功能。脾升胃降，枢机灵活，则咽利食下，胃和纳畅。若脾胃失和，升降失常，可见吞咽不利、嗳气呕逆等。若脾胃有热，攻冲上逆，则咽喉肿痛，甚则水浆难以下咽。

三阴三阳表里

足太阳与少阴为表里，少阳与厥阴为表里，阳明与太阴为表里，是谓足之阴阳也。手太阳与少阴为表里，少阳与手心主为表里，阳明与太阴为表里，是谓手之阴阳也。

此言手足各之阴阳，两经为之表里也，表里者，内外也。足太阳者，膀胱也；足少阴者，肾也。膀胱之井、荥、输、原、经、合始于足小指之外侧，肾之井、荥、输、经、合始于足心，故皆称曰足。膀胱为腑，故曰表；肾为脏，故曰里。是足太阳与足少阴为表里者如此。足少阳者，胆也；足厥阴者，肝也。胆之井、荥、输、原、经、合始于足之第四指之端，肝之井、荥、输、经、合始于足大指外侧之端，故皆称曰足。胆为腑，故曰表；肝为脏，故曰里。是足少阳与厥阴为表里者如此。足阳明者，胃也；足太阴者，脾也。胃之井、荥、输、原、经、合始于足次指之端，脾之井、荥、输、经、合始于足大指内侧之端，故皆称曰足。胃为腑，故曰表；脾为脏，故曰里。是足阳明与太阴为表里者如此，此乃所以为足之阳经阴经也。手太阳者，小肠也；手少阴者，心也。小肠之井、荥、输、原、经、合始于手小指外侧之端，心之井、荥、输、经、合始于手小指内侧之端，故皆称曰手。小肠为腑，故曰表；心为脏，故曰里。是手太阳与少阴为表里者如此。手少阳者，三焦也；手厥阴者，心包络经也。三焦之井、荥、输、原、经、合始于手第四指之端，心包络经之井、荥、输、经、合始于手中指之端，故皆称之曰手。夫曰手心主者，盖包络居心之下，代心主以行事，心不受邪，而治病者亦治手心主，故即称之曰心主。大义见《灵枢·邪客》三焦为腑，故曰表；心主为脏，故曰里其脉则共见于右手尺部，惜乎后世之人不能知此，但知有命门之说，而不知此部有二经之脉也，是手少阳与心主为表里者如此。手阳明者，大肠经也；手太阴者，肺也。大肠之井、荥、输、原、经、合始于手次指之端，肺之井、荥、输、经、合始于手大指之端，故皆称曰手。大肠为腑，故曰表；肺为脏，故曰里。是手阳明与太阴为表里者如此也，乃所以为手之阳经阴经也。按：《灵枢·经脉》言十二经经脉之行起[①]于肺经，则曰属肺络大肠，大肠经则曰属大肠络肺，胃则曰属胃络脾，脾则曰属脾络胃，心则曰属心络小肠，小肠则曰属小肠络心，膀胱则曰属膀胱络肾，肾则曰属肾络膀胱，心包则曰属心包络三焦，三焦则曰属三焦络包络，胆则曰属胆络肝，肝则曰属肝络胆。凡本经则曰属，而与为表里者则曰络，其相须有如此者，宜乎其为表里也。

🔲 点　评

　　十二经脉的关系在《黄帝内经》中未明确提出，本篇从十二经脉所属络的五脏六腑来说明其表里关系。五脏为里，六腑为表，并进一步从十二经脉之井穴在手、在足说明具体的表里关系。但文中按语部分所表明的作者观点，其中似有不妥，如作者所说"《灵枢·经脉》言十二经经脉之行

---

　　① 起：原作"其"，据文义改。

起于肺经"，此观点错误，《灵枢·经脉》未明确提出十二经脉之行起于肺经。笔者认为，这是橘泉子根据《灵枢·经脉》对十二经脉循行描述的顺序臆测出来的观点。

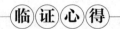

三阴三阳为表里经，《黄帝内经》强调临床治疗疾病的原则为"从阴引阳""从阳引阴""阴病治阳""阳病治阴"。根据阴阳之间互根互用的关系，补阴配阳，补阳配阴，阴中求阳，阳中求阴。

诊命门说

橘泉子按：越人以左为肾，右为命门。云命门者，诸神精之所舍，原气之所系，男子以藏精，女子以系胞，此真上补《灵》《素》之未及，何后人犹敢非之？抑思不有越人，又何从知有命门也？盖人身之所贵者，阳而已耳。阳为主，阴为辅；气为重，血为轻；阳可以统阴，阴只以从阳。故先天一点元阳居于命门，是为阳气之根，所谓龙雷之火也，雷乃地下之阳，亦即火之气也。左尺属水，右尺属火；左为血，右为气；左以候肾，右候命门。似得《难经》本旨矣。而《医旨绪余》[1]《吴医汇讲》犹谓《铜人图》命门穴在两肾俞之中，且命门乃肾间动气，非若属脏属腑，有形质之物，以经络动脉，而形于诊，此不特右尺不能候，即两尺亦不能候，信如斯言，则探本命门之一法，晦而弗明矣。殊不知脉法不能拘于穴道脏腑取诊。经云：脉者，气血之主，气血者，人之神也。故以形言，命门虽居两肾中间，而以气言，则左为阴血，右为阳气，命门配诊右尺，于理不诬矣。世之医书，惟扁鹊之言为深，然往往有隐而未详者，殆欲使后人自求之耳。

---

① 《医旨绪余》：明代医学家孙一奎撰。

点 评

橘泉子总结了前人对命门部位和功能的论述:《黄帝内经》认为"目"为命门,《难经》认为右肾为命门,《医旨绪余》《吴医汇讲》认为肾间动气为命门。他指出,从形态部位而言,命门居两肾之间,但从脉诊部位而言,左尺候肾,右尺候命门。他认为《难经》所言"左为肾,右为命门",应该从脉诊的左、右尺来理解,而非后世所说左、右肾。

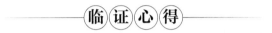

《难经》提出命门的概念后,后世医家十分重视命门的作用。虽然对命门部位的争论存在诸多观点,但历代医家对命门作用的认识基本一致,认为命门的盛衰关系到人体生命的活动过程,尤其与生殖功能密切相关。临床在诊断不孕症、不育症以及滑胎、遗精等生殖系统病变时,命门火衰是其主要病机。

诊手心主说

橘泉子按:《二十五难》曰:手少阴与心主别脉也,心主与三焦为表里,俱有名而无形,故言经有十二也。盖心包络为包心脏之膜,与心虽相近而不相络,即经脉度数终始亦各为一脉。其脏虽有一衣膜,而与他脏他腑之自具一形者,又各不同,如三焦外腑,包罗诸脏,众之所共,外有孤腑,而内无形,包络包心,用为包护真心,以御邪莫能害,究只一衣膜以之包裹而无特形,故曰有名无形也。况君火以名,相火以位,手厥阴代君火行事。以用而言,故曰手心主;以经而言,则曰心包络。一经而二名,实相火也。其背经义者,徒拘拘[①]以三焦脉上见寸口,中见于关,下见于尺,以手厥阴即手少阴心脉同部,果如其言,则右尺当何所候耶? 竟不思心络小肠不络心主,手厥阴本与手少阳相络,三焦包脏腑之外,而心包外

---

① 拘拘:拘泥貌。

护于心，部位相近，故经络相通，合为一阴一阳之表里。凡各部配诊，皆以脏腑相络相为表里，手以手配，足以足配，阴以阳配，火以火配，水以水配，乃自然之势，不得不然者，且心与肾，上下相通，坎离相感，心主相火，代君行令，三焦相火通达命门，以右尺相火同部配诊，是得《难经》之本旨，如《十八难》曰手心主少阳火生足太阴阳明土是也。惜乎虚谷[①]既能以士材误配二肠于尺中，力辨其非，乃复谓心主当诊左寸，三焦当分隶寸关尺配诊，此又自复为误，而不自知其非矣，总之拘拘以心主在上，谓不得诊之于尺，与其言二肠在下，不得诊之于寸者，同为叛经之说，何乃以五十步笑百步耶？

▣ 点 评

《黄帝内经》《难经》并未将心包作为独立的一个脏，将其与心合为一脏，但经脉为二，因此提出的观点为：人体有十一脏腑，十二经脉。橘泉子不同意《黄帝内经》《难经》所述，他认为人体有十二脏腑，十二经脉。这两种结论的核心点在手心主，又称心包、手厥阴，橘泉子从手心主脉诊部位提供论据，因此本段原文重点讨论手心主脉诊部位在左寸还是右尺的问题。从脏腑配属来看，心包与三焦相配，心包虽可代心行令，但实则为两脏、两经。世人以心主当诊之左寸，实则大错，心主、三焦为少阳相火，通于命门，故当诊之右尺。《黄帝内经》《难经》将心、心包合一，是把君相二火混淆，作图表以示。

表1　橘泉子寸关尺脉所主

	左		右	
寸	心 小肠	火	金	肺 大肠
关	肝 胆	木	土	脾 胃
尺	肾 膀胱	水	火	心主 三焦

---

① 虚谷：即章虚谷。

―――― 临证心得 ――――

　　手心主病诊右尺的观点属于《黄帝内经》《难经》"三部九候"诊法的范畴,在临床诊断手厥阴相关疾病中具有重要意义。心包为相火,属手厥阴。木生火,肝木条达舒畅,则心包从令而化风,左关、右尺平缓。肝木抑郁,疏泄不及,心包不从风化则为病,相火丛生,上炎扰乱心神,右尺数。相火不能下潜以温肾水,故手厥阴病在下在内,症见寒湿俱盛。

诊三焦说

　　橘泉子按:《三十八难》曰:三焦者,有原气之别焉,主持诸气,有名而无形,其经属手少阳,此外腑也。盖主持诸气为原气之别使者,以原气赖其导引潜行于一身之中,故呼吸升降,水谷腐熟,皆待此通达命门,禀命而行,使引导原气,周流于五脏六腑之间,顾焦从火,相火也,其满腔中热气,则原气与胃气而已。上、中、下三焦有分司之任,上主升达气血而布胸中,宗气所注;中主腐熟水谷而化精微,营气所注;下主济泌别汁而分清浊,卫气所出,此言其司治如此,不得拘拘以三焦分隶寸关尺配诊。总之,一身经脉气血相络贯通,凡诊脉部位,不可以上焦下焦脏腑位所为言,其所候者,是候脏腑之气,非候脏腑之体也,故《内经》云脉者气血之先,人之神也。所谓知其要者,一言而终,不知其要,流散无穷,况右尺属相火,三焦又为原气之别使,实与命门相通,以三焦、手心主、命门同部配诊于右尺,毫无疑义矣。至马氏[1]复称三焦有形者,乃不知外腑包罗诸脏,众之所共,名有而实无,即越人所言外腑之内无形可见者,正以《内经》云上焦如雾、中焦如沤、下焦如渎,举无形之功用相似者而比拟之也,使必以无形之说为误,岂岐、黄、越人之才智,反在后人下耶? 观此配合,则知手以手配,足以足配,手足阴阳,皆有定偶,手配手之阴阳,

――――――

　　[1] 马氏:即马莳,明代著名医家,字仲化,又字玄台,后人为避康熙讳,改为元台;会稽(今浙江绍兴)人。约生于15世纪,卒于16世纪。著有《黄帝内经素问注证发微》《黄帝内经灵枢注证发微》二书。

足配足之阴阳，而手心主、三焦俱属相火，一脏一腑，一表一里，一阴一阳，皆是手经，既诊于右尺为合理，自必不复配足经之右肾，明矣！

🔲 点 评

本文论述与上段原文相似，提出"三焦脉诊的部位在右尺"的观点，并从三焦的形态和功能两个方面展开阐述。橘泉子根据《难经·三十八难》的论述，认为三焦与其他五脏不同，其不同之处在于"有名无形"，三焦是一个大腑，分布全身，分为三个部分，因此后世才有六腑之三焦和部位之三焦的说法。在功能上，橘泉子强调三焦虽为外腑，但能主管全身之气，包括营气、卫气、宗气，尤其与原气关系密切。

临证心得

在《黄帝内经》《难经》三焦理论的影响下，后世医家对其传承发展，并应用于临床实践中。张仲景《金匮要略》指出"热在上焦者，因咳为肺痿""热在中焦者，则为坚""热在下焦者，则为尿血，亦令淋泌不通"。吴鞠通根据温热病的发展过程，创立了三焦辨证，认为上焦病不解，则传入中焦脾胃，中焦病不解，则传入下焦肝肾，并提出三焦用药原则："治上焦如羽，非轻不举""治中焦如衡，非平不安""治下焦如权，非重不沉"。原气的强弱诊之于右尺部，这是判断三焦功能、原气盛衰的关键部位，如果五脏虚损至极，必然累及肾，导致原气化生无源，尺部脉弱或无脉。

诊大小肠说

橘泉子按：《内经》分寸、关、尺部位，候五脏一胃之气，而未及他腑，遂致后人纷纷聚讼，以大、小肠或诊于寸，或诊于尺，卒无定论，要皆由未明至理也。盖肺与大肠为表里，心与小肠为表里，其气化相合，经络相通，其形虽是居下，而气实升现上，故《十难》言一脉有十变，假令心脉急甚者，肝邪干心也，微急者，胆邪干小肠也；心脉大甚者，心邪自干心也，微大者，小肠邪自干小肠也；心脉缓甚者，脾邪干心也，微缓者，胃邪干小肠也；心脉涩甚者，肺邪干心也，微涩者，大肠邪干小肠也；心脉沉甚者，肾邪干心也，微沉者，膀胱邪干小肠也。五脏各有刚柔邪，故令一脉变为十也，此特以心脏发其例，余可类推。以腑脏之气，同候于一部，脉乖甚者为脏病，微乖者为腑病也，且《内经》言肺脉沉搏为肺疝，肺疝则为大肠之病；心脉急甚为心疝，小肠为之使，少腹有形也。

由是观之，则大肠必当诊于右寸，小肠必当诊于左寸，毫无疑义矣。夫医之门户分于金元，金元以前，悉皆从古诊法，未有言二肠当诊于尺者，自明以后，始谬为二肠在下，当诊尺中之说，然推原其故，实由高阳生之《脉诀》讹传，前贤力辟其非，因欲正之，而复误以配诊部位，翻乱殆尽，殊不知《脉诀》固非叔和本书，而独此配诊部位，悉遵叔和，非出伪诀，且亦非始于叔和，实本诸《灵》《素》《难经》耳。若能究《内经》《难经》之的旨，自可了无疑义，顾①葸古者，必以嘉言、景岳之言为宗，亦不知所取法矣。

□ **点 评**

本段原文主要是关于大、小肠脉诊部位的讨论。五脏一胃的脉象在《黄帝内经》《难经》多处都有论述，但均未提及其他腑的脉象，导致后世医家对大、小肠脉诊的部位争论不休。《黄帝内经》虽然未明确提出候大、小肠之气的脉诊部位，但在《素问·大奇论》篇中举例肺脉（右寸）沉搏，为大肠之病，心脉（左寸）急甚，为小肠之病，说明大小肠之病候寸部的观点。橘泉子认为金元以前，大家都遵循《黄帝内经》《难经》的观点，大、小肠病变候寸脉，自明以后，有些医家未精研《黄帝内经》《难经》《脉经》之旨，理解为大、小肠候尺部，这是错误的观点，不应采用。

临证心得

人是一个有机整体，脏腑之间生理上相互关联，病理上互相影响。一脏的病变可以是自犯，也可被其他脏腑的邪气波及，同样道理，大、小肠的病变可能是自犯，也可能其他脏腑的邪气波及。临床上诊断大、小肠病

---

① 顾：表示轻微的转折，相当于"反而"。

变，左、右寸部是关键点。若左寸搏、紧、滑，症可见下腹部有肿块，气上冲胸，心痛，此为小肠之病。若右寸沉、搏，症可见少腹与睾丸胀痛，小便不通，此为大肠之病。

诊膀胱说

橘泉子按：膀胱一腑，止有下口而无上口。盖得气海之气施化，则溲便注泄，气海之气不及，则闷隐不通，是小便之约束启闭，全在气化所司也。近阅《吴医汇讲》，独言交肠之病，小便出粪，其粪由肠流入膀胱，则膀胱必有上口云云，何不明至理，甚见之左矣。余考《灵枢·营卫生会》曰：水谷者，常并居胃中，成糟粕，而俱下于大肠而成下焦，渗而俱下，济泌别汁，循下焦而渗入膀胱焉。此言糟粕下于大肠，由气火蒸化，渗出肠外之水液，流至下焦，济泌别汁，清者随气输布，秽者渗入膀胱，故膀胱名津液之腑也。考夷人①《全体新论》②，尝剖验尸身，亦见膀胱有下口而无上口，云溲便泄精，虽由外肾茎总门施出，而内有膀胱之下口在焉，有肾脏之精窍在焉。膀胱之溺，肾脏之精，分道而施，皆借总门而出者也。寻释于圣经，考之于明验，则知其必无上口矣。要之交肠之病，是因大、小肠交接处损伤，其粪漏出，杂气水流于下焦，渗由小便总门而出，故病名交肠，与膀胱不相涉也。若必以交肠之病，小便出粪，即谓其粪由膀胱中来者，岂交媾所泄之精，莫非亦从膀胱中来乎？可见《汇讲》不究经旨，不明《内景》之臆说也。至论诊法，即左尺属水，膀胱又为水府，与肾脏相络相为表里，一阴一阳，足与足配，似诊之左尺，已无疑义矣，其误会经云肾合三焦膀胱一语，而以膀胱候之于两尺者，是为臆说，吾不信也。

---

① 夷人：对外国人的泛称。
② 《全体新论》：我国最早有人体解剖图的医学书，清咸丰元年（1851）上海墨海书馆刊，是书为西方医术传入中国较早之著作，著者（英国）合信，陈修堂译，内收大量人体解剖图。

点 评

本段原文主要讨论膀胱有无上口问题，并强调了膀胱气化功能。橘泉子认为《吴医汇讲》中所言"膀胱必有上口"是错误的，他从三个方面提出论据：一是《灵枢·营卫生会》记载饮食水谷在人体的代谢过程，糟粕进入大肠后，经过膀胱气化功能，清者重吸收，浊者渗入膀胱，并非直接流入膀胱；二是考证国外文献《全体新论》，记载解剖尸身后，膀胱只有下口，而无上口；三是前文《内景》所说阑门与膀胱的关系。综合以上三点，橘泉子得出的结论为：膀胱无上口，只有下口。膀胱排尿与肾脏排精是两条途径。交肠病非膀胱病。

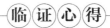

临证心得

膀胱气化功能失常，一方面不能将补充的水液变成津液，濡润机体，导致津液不足，临床可见消渴，渴欲饮水；另一方面，所饮之水不能及时化成汗、尿排出体外，导致水液在体内潴留，临床可见小便不利，水肿。即《伤寒论》中五苓散证，又称"太阳蓄水证""膀胱蓄水证"。正如程郊倩在《伤寒论后条辨》所言："用五苓者，取其开结利水是也，水泉不致留结，邪热从小便出矣。若热微消渴，是则热入膀胱，而燥其津液，乃成消渴，引膀胱无邪水所蓄，亦用五苓者，以化气回津也，使膀胱之气腾化，故渴亦止而病愈。"

人迎气口辨

《禁服》篇① 雷公曰：愿闻其工？黄帝曰：寸口主中，人迎主外，两者相应，俱往俱来，若引绳大小齐等。春夏人迎微大，秋冬寸口微大，如是者，名曰平人。

---

① 《禁服》篇：即《灵枢·禁服》。

马元台曰：此言寸口、人迎之脉各有所主，而合四时者，为无病也。寸口者，居右手关前，即太渊穴去鱼际一寸，故曰寸口，以其为脉气之所会，故曰脉口，又曰气口。寸口主中，乃足、手六阴经脉所见也。人迎者，居左手关前，盖人迎乃足阳明胃经之穴名，而其脉则见于此，故即以人迎称之，以胃为六腑之先也。人迎主外，故左关为东为春，左手为南为夏，所以谓左寸为外，凡足、手六阳经之脉，必见于此；右手为秋为西，右关为中央为长夏，其两尺则为北为冬，所以谓右寸为内，凡足、手六阴经之脉，必见于此。然寸口之脉，在内而出于外，人迎之脉，在外而入于内，即如人迎一动为足少阳胆经，寸口一动为足厥阴肝经，则肝与胆相为表里，而一出一入，两经本相应也，故俱往俱来。若引绳齐等，而春夏之时，则人迎比寸口之脉为微大，秋冬之时，则寸口比人迎之脉为微大，乃为平和无病之人也。盖曰微大，则是平和之脉耳。

《六节藏象论》曰：人迎一盛病在少阳，二盛病在太阳，三盛病在阳明，四盛已上为格阳。寸口一盛病在厥阴，二盛病在少阴，三盛病在太阴，四盛已上为关阴。人迎与寸口俱盛，四倍以上为关格，关格之脉赢，不能极于天地之精气则死矣。

马元台曰：此言关格之脉，而决其为死也。然胃、胆、小肠、大肠、三焦、膀胱之脉，见于左手关前曰人迎，肝、心、脾、肺、肾之脉，见于右手关前曰气口，故《灵枢·终始》《经脉》《四时气》等篇皆云：人迎一盛，病在足少阳，一盛而躁，病在手少阳；人迎二盛，病在足太阳，二盛而躁，病在手太阳；人迎三盛，病在足阳明，三盛而躁，病在手阳明；人迎四盛且大且数，名曰溢阳，溢阳为外格，故此篇名之曰格阳，正以拒六阴于内，而使之不得出耳。又言脉口一盛，病在足厥阴，一盛而躁，病在手心主；脉口二盛，病在足少阴，二盛而躁，病在手少阴；脉口三盛，病在足太阴，三盛而躁，病在手太阴；脉口四盛，且大且数者，名曰溢阴，溢阴为内关，故此篇名之曰关阴，正以关六阳在外，而使之不得入耳。

雷公曰：病之益甚与其方衰如何？黄帝曰：外内皆在焉。切其脉口，滑小紧以沉者，病益甚在中，人迎气大紧以浮者，其病益甚在外。其脉口浮滑者病日进，人迎沉而滑者病日损，其脉口滑以沉者，病日进在内，其人迎脉滑盛以浮者，其病日进在外，脉之浮沉及人迎与寸口气小大等者病难已，病之在脏沉而大者易已，小为逆，病在腑浮而大者其病易已。人迎盛坚者，伤于寒；气口盛坚者，伤于食。

马元台曰：此言病之间甚内外，可切人迎、脉口以知之也。公以病之益甚方衰难知为疑，帝言人迎主外，脉口主内，外内皆在，其病可得而知也。切其脉口而滑脉兼小及紧以沉者，其病当在中，而为益甚也；切其人迎而脉气既大兼紧以浮者，其病当在外，而为益甚也。然脉口不但脉滑兼小及紧以沉者为益甚，虽滑而带浮者，亦病必日进也；人迎不但脉大兼紧以浮者为益甚，若沉而带滑，则病可日减矣。由此观之，则脉口浮而带滑者，病固日进，虽滑而带沉者亦然，但其病在内，所谓一盛二盛三盛，乃六阴经之为病也。人迎必沉而带滑者，幸得日损，若盛以浮者，必不能损，而为日进，但其病在外，所谓一盛二盛三盛，乃六阳经之为病也，不宁唯是医工用指以脉之。《伤寒论》曰脉之者本此。人迎与寸口，其脉气或小或大相等者，则外感内伤俱未尽减，其病为难已也。然病在六阴，谓之在五脏也，必沉而大者，其病易已。盖沉为在内，大则有力也，若沉而带小，则病之在脏者未已也。病在六阳，谓之在六腑也，必浮而大者，其病易已，盖浮为在外，大为易散也。何以知人迎之为外感也？惟其脉之盛而且坚，是必伤于寒者所致耳。何以知脉口之为内伤也？惟其脉亦盛而且坚，是必伤于食者所致耳。

橘泉子按：帝曰：寸口主中，人迎主外。然六阴为里为内，六阳为表为外，则右寸口候六脏之阴，左人迎候六腑之阳，可知矣！况又言春夏人迎微大，秋冬寸口微大，而左关为东为春，左手为南为夏，凡足、手六腑之脉，必见于右手人迎矣，右手为秋为西，右关为中央为长夏，其尺则为北为冬，凡足、手六脏之脉，必见于右手气口矣。此等明白晓畅之经文，何后人犹不解其义？是亦疏矣！而王叔和独得经旨，谓人迎左手关前一分是也，气口右手关前一分是也，特为发明而示来学，实师之不遑[①]，安可复轻议乎？

《二十三难》曰：经脉十二，络脉十五，何始何穷也？然：经脉者，行血气，通阴阳，以荣于身者也。其始从中焦注手太阴阳明，阳明注足阳明太阴，太阴注手少阴太阳，太阳注足太阳少阴，少阴注手心主少阳，少阳注足少阳厥阴，厥阴复还注手太阴。别络十五，皆因其原，如环无端，

---

① 不遑：没有时间，来不及。

转相灌溉，朝于寸口、人迎，以处百病，而决死生也。

滑氏注曰：因者，随也；原者，始也。朝，犹朝会之朝以用也。直行者谓之经，旁行者谓之络。十二经有十二络，兼阳络、阴络、脾之大络，为十五络也。谢氏曰：始从中焦者，盖谓饮食入口藏于胃，其精微之化，注手太阴阳明，以次相传至足厥阴，厥阴复还注手太阴也，络脉十五皆随十二经脉之所始，转相灌溉，如环之无端，朝于寸口、人迎，以之处百病而决死生也。寸口、人迎，古去①以侠喉两旁动脉为人迎，至晋·王叔和直以左手关前一分为人迎，右手关前一分为气口，后世宗之。愚谓昔人所以取人迎、气口者，盖人迎为足阳明胃经受谷气而养五脏者也，气口为手太阴肺经朝百脉而平权衡者也。

经云：明知终始，阴阳定矣，何谓也？然：终始者，脉之纪也。寸口、人迎，阴阳之气通于朝使，如环无端，故曰始也。终者，三阴三阳之脉绝，绝则死，死答有形故曰终也。

谢氏曰：《灵枢经》第九篇，凡刺之道，毕于终始，明知终始，五脏为纪，阴阳定矣。又曰：不病者，脉口、人迎应四时也，少气者，脉口、人迎俱少而不称尺寸也。此一节因上文寸口、人迎处百病决死生而推言之，谓欲晓知终始于阴阳为能定之，盖以阳经取决于人迎，阴经取决于气口也。朝使者，朝谓气血如水潮，应时而灌溉，使谓阴阳相为用也，始如生物之始，终如生物之穷，欲知生死，脉以候之，阴阳之气，通于朝使，如环无端则不病，一或不相使则病矣，况三阴三阳之脉绝乎，绝必死矣！

橘泉子按：《内经》以寸口候六阴，人迎候六阳，是因六阴惟肺为重，六阳惟胃为重，乃以寸口肺之部名，人迎胃之穴名，就其本有之名，借为命名耳，不得因此而误会以人迎穴上取诊，若必拘以穴道为言，即如《根结》曰：太阳根于至阴，结于命门。命门者，目也，岂候命门，亦可候之于目乎？盖经言经脉者，行血气通阴阳，以荣于身，始从中焦而注，皆因其原，如环无端，转相灌溉，朝于寸口、人迎，以处百病而决死生，是明言脉乃气血之先，行见于两手关前，其血气转相灌溉，朝于寸口、人迎，在平人两手关前一分，可以候营卫之盈亏，病则人迎盛坚者，决其伤于寒，气口盛坚者，决其伤于食，察百病决死生，皆其能事也。

---

① 去：疑为"法"之误。

仲景先师《伤寒论》原序曰：观今之医，不念思求经旨，以演其所知，各承家技，终始顺旧，省疾问病，务在口给①，相对斯须②，便处汤药，按寸不及尺，握手不及足，人迎、跌阳三部不参，动数发息不满五十，短期未知决诊，九候曾无髣髴③，明堂④阙庭⑤尽不见察，所谓窥管而已。

橘泉子按：仲师当时尝慨庸医不念思求经旨，各承家技，终始顺旧而已，由是观之，古时已然，而今之医，何莫不然？且甚至无一而不犯之！尝见今之市医，往往临诊之时，而兼谈风月，无怪乎按寸而不及尺矣，握手而不及足矣，人迎、跌阳三部不参矣。盖言人迎、跌阳三部不参者，以其左手关前，则《内经》诸篇皆谓之人迎矣，而右手关前气口，则《内经》曰：胃者，水谷之海，六腑之大源，五味入口藏于胃，以养五脏气，而变见于气口也，又肺与胃其气本相为流通，是以五脏六腑之气味皆出于胃，变见于气口耳，惟脉出于胃，变见于气口，故凡有积聚痰物，其气口必大而滑，凡脾之虚者，其气口脉必虚。故仲师不曰气口而曰跌阳，脉口本出于胃，变见则为气口，要知六阴之脉气，是皆见于右手关前一分，借为命名跌阳，非拘拘以胃气、肺气为言也。以诊之于右关，盖人迎结喉穴属胃，足跌阳穴亦属胃，皆借以命名，则使谓人迎属胃，当诊于右关，与谓气口为肺气，当诊于右寸者，无从藉口矣，仲师论中特用少阴跌阳字眼，犹云肾气、胃气，少阴诊之于尺部，跌阳诊之于右关，即《一难》之独取寸口，肺气本由胃气之变见也。即与《八难》之独取肾气其意吻合，以为并重也。又考《终始》篇曰：终始者，经脉为纪，持其脉口、人迎，以知阴阳有余、不足。不病者，脉口、人迎应四时也。少气者，脉口、人迎俱少，而不称尺寸也。如是者则阴阳俱不足也。玩此则知脉口、人迎是诊于两关，指左关人迎，右关脉口，不称于寸上尺中也，而且仲师序中又指出三部二字，醒出论中大眼目，盖凡言三部者，是指左右两手而言，慨今人于左关人迎，右关跌阳，尽不见察，以三部而略关于不参也，诚所谓窥管而已，予但愿后贤须知叔和曰：人迎左手关前一分是也，气口右手关

---

① 口给：口才敏捷，能言善辩。

② 斯须：一会儿的工夫，片刻。

③ 髣髴（fǎngfú 仿佛）：约略的印象。

④ 明堂：指鼻。

⑤ 阙庭：人体部位名。"阙"与"庭"两个部位的合称，即眉之间和额部。

前一分是也，斯二语是本之于经，非其杜撰也，当宗之而毋忽。至右手关前一分曰寸口、曰气口、曰脉口、曰趺阳，任人称之可也，余虽不敏，而圣训煌煌[①]，吾用吾愚，但知宗岐、黄、越人、仲景四圣，而不敢随声附和于诸子，知我罪我，听之后人而已。

点 评

人迎寸口诊法是《黄帝内经》《难经》脉诊内容中主要的诊法之一，《黄帝内经》论述本诊法的篇章有十余篇，如本段原文中引用的《灵枢·终始》《灵枢·经脉》《灵枢·四时气》《素问·六节藏象论》等，占《黄帝内经》脉法篇章的一半以上，这是《黄帝内经》时代医家临床经验的总结，但《黄帝内经》《难经》均未明确提出寸口、人迎的具体部位。橘泉子首先结合注家的解释，指出人迎寸口诊法中寸口指右寸脉，人迎指左寸脉，非阳明经人迎穴。其次，结合相关经文论述，指出若寸口脉比人迎脉大，可诊阴经有余之实证；若寸口脉比人迎脉小，可诊阴经不足之虚证。反之，若人迎脉比寸口脉大，可诊阳经有余之实证；若人迎脉比寸口脉小，可诊阳经不足之虚证。

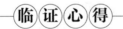

人迎寸口诊法并未脱离"独取寸口"诊法的范围，而"独取寸口"诊法既有深厚的理论基础，又有丰富的临床价值。"脉为医道之根源"，寸口脉法是目前临床上最主要的脉诊方法。临床具体应用时，对判断疾病的病位、病性、病势以及推断疾病的预后，均有重要的指导意义。当遇到某些复杂病变时，脉诊能提供重要的诊断治疗依据。

---

① 煌煌：昭彰，醒目。

《难经本义》五行子母相生图

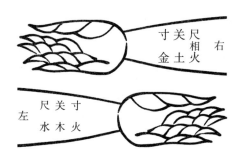

　　右寸手太阴阳明金，生左尺足太阳少阴水，太阳少阴水生左关足厥阴少阳木，厥阴少阳木生左寸手太阳少阴火，太阳少阴火通右尺手心主少阳火，手心主少阳火生右关足太阴阳明土，足太阴阳明土复生右寸手太阴阳明金，此皆五行子母更相生养者也。

点　评

　　橘泉子摘录了《难经·十八难》图示清楚明了，寸关尺三部为方便理解，作图表如下。

表2　《难经·十八难》寸关尺脉所主

	左		右	
寸	手少阴 手太阳	火	金	手太阴 手阳明
关	足厥阴 足少阳	木	土	足太阴 足阳明
尺	足少阴 足太阳	水	相火	手心主 手少阳

《十八难图注》辨

橘泉子按：《十八难》曰：脉有三部，部有四经，手有太阴阳明，足有①太阳少阴，为上下部，何谓也？然：手太阴阳明金也，足少阴太阳水也，金生水，水流下行而不能上，故在下部也；足厥阴少阳木也，生手太阳少阴火，火炎上行而不能下，故为上部也；手心主少阳火，生足太阴阳明土，土主中宫，故在中部也。此皆五行子母更相生养者也。滑伯仁注曰：此篇自设问答，谓人十二经脉，凡有三部，每部之中有四经，今手有太阴阳明，足有太阳少阴，为上、下部，何也？盖三部者，以寸、关、尺分上、中、下也，四经者，寸、关、尺两两相比，则每部各有四经矣。手之太阴阳明、足之太阳少阴为上下部者，肺居右寸，肾居左尺，循环相资，肺高肾下，母子相望也。手太阴阳明金下生足太阳少阴水，水性下，故居下部；足少阴太阳水生足厥阴少阳木，木生手少阴太阳火及手心主火，火炎上行，是为上部；火生足太阳②阳明土，土居中部，故孙东宿③因疑所列之图，乃以手厥阴心主火与手少阳三焦火，分诊在下部右尺，图与注自相背戾，何后人翕然④宗之，不复查考？恐此图未必是伯仁之意，此必后人泥《脉诀》，而以此图牵合耶！余细释滑氏之注，孙氏疑之，虽亦有以启之，究可不必论滑氏《图注》之是非。然原文本甚明白，了无疑义。其言足厥阴少阳木也，生手太阳少阴火，火炎上行而不能下，故为上部也。一节是明示左关之上寸部候手太阳小肠、手少阴心矣，手心主少阳火生足太阴阳明土，土主中宫，故在中部也。一节是明示右手尺部候手厥阴、手心主、手少阳三焦矣，然孙氏之意必欲以手心主诊之手左寸而后已，果如其言，则左寸当候心主与心、小肠，试以两两相比，两寸已有五经，则又与经云"部有四经"之旨不合矣，此孙氏显背经义，而不自知其

---

① 有：原无，据上文义补。
② 足太阳：于理当作"足太阴"。
③ 孙东宿：即孙一奎，参见本书 57 页注释①。
④ 翕然：一致貌。

非也。凡读古书，不解其意而臆断后人所增，直斥为非古人书，不为深思而轻议之，断乎其不可矣！

《内经》分配脏腑部位

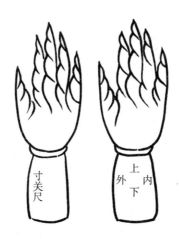

左寸心、膻中，左关肝、膈，左尺肾、腹中。

右寸肺、胸中，右关胃、脾，右尺肾、腹中。

《素问·脉要精微①》曰：尺内两旁则季胁也，尺外以候肾，尺里以候腹中。附上，左外以候肝，内以候膈，右外以候胃，内以候脾。上附上，右外以候肺，内以候胸中，左外以候心，内以候膻中。前以候前，后以候后，上竟上者，胸喉中事也；下竟下者，少腹腰股膝胫足中事也。

橘泉子按：尺内，尺中也。季胁者，肋骨尽处也。外谓外侧也，内谓内侧也，前以候前者，上前谓左寸，下前谓胸前也。后以候后者，上后谓右寸，下后谓背后也。竟，尽也，上竟上，至鱼际也，下竟下尽尺，尺脉动处也，此又所以候形身之上下也。腹中者，少腹中也；膈者，指膈膜之下也。胸中者主卫，膻中者主营，位在膈上。血为营，气为卫，相随上下，谓之营卫。卫气由胸而达肌肤，营气由膻而走经脉，肺居胸中，心居膻中，同称气海，而有营卫之分，此当意会，安可穿凿划分界限乎？其

---

① 微：后疑脱"论"字。

言右寸外以候肺、内以候胸中者，是言外以候肺，而内大肠附焉，并可候胸中之卫气也。左寸外以候心、内以候膻中者，是言外以候心，而内小肠附焉，并可候膻中之营气也。左关外以候肝、内以候膈者，是言外以候肝，而内胆亦附焉，并可候膈下之化气也。右关外以候胃、内以候脾者，是独以胃腑为特重也。顾胃为后天之根本，为十二经脉之化源，五脏六腑皆禀气于胃。凡诊他脉，必须皆有胃气为主，岂不独重而且尊乎！尺外以候肾、尺里以候腹中者，经独未分左右，亦该之而非略之也，其实两肾一阴一阳，两尺一水一火，左尺为血，右尺为气，而命门为阳气之根，故以宅穴言谓左为肾、右为命门则不可以，候脉言则直谓右尺为命门可也。余乃续之曰：左尺外以候肾，而内膀胱附焉，并可候少腹中之浊气也。右尺外以候命门，而内并可候手心主、三焦之相火也。《难经本义》曰：右寸手太阴手阳明金生左尺足少阴足太阳水，少阴太阳水生左关足厥阴足少阳木，厥阴少阳木生左寸手少阴手太阳火，少阴太阳火通右尺手厥阴手少阳火，厥阴少阳火生右关足太阴足阳明土，太阴阳明土复生右寸手太阴手阳明金，生生不已，循环无端。由是观之，右寸金，左尺水，左关木，左寸火，右尺相火，右关土，五行各一，而火分君相，则脏有心主相火之阴也，腑有三焦相火之阳也，况脏腑经脉各自相络贯通，每部一脏一腑，一阴一阳，手与手配，足与足配，火与火合，水与水合，相为表里，相为配合，乃出于自然，岂人所能安排布置哉？且凡左右三部皆以候脏气为主，故经只言心肝脾肺肾，而腑未有明文，然实已该括其中，盖候脏即所以候腑，腑附脏以见脉也。而景岳《类经》注云：所谓腹者，凡大小肠膀胱皆在其中。又云：手心主当候于左寸，盖误会经旨，画蛇添足也。在《素问》经旨以上下阴阳之义，已暗示之矣。岂料后人才智远不相及，致自戴同父以下，纷纷聚讼而粗疏错乱如此，殆亦智者千虑必有一失欤！先叔祖梦塘公谓：著书难，读书尤难。陈修园先生每云：读古书要于虚字中搜其精意，于无字处会其精神，信不诬矣！

🔲 点 评

　　本段原文解释《难经本义》五行母子相生图。橘泉子同意《难经本义》观点，即上图左右手三部及五行母子相生关系。他认为孙一奎《医旨绪余》中图文自相矛盾，不应采纳。为了进一步说明论据，橘泉子引用《素问·脉要精微论》中分配脏腑部位图并加以说明，指出虽然《黄帝内经》中只言心肝脾肺肾，但六腑亦包括其中，故《内》《难》观点实则一致，《难经本义》在《黄帝内经》基础上，明确将五脏六腑分属于三部，这是《难经》首创。

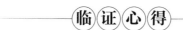

临证心得

　　江汝洁治叶延杰之内，十月病眼若合即麻痹，甚至不敢睡。屡易医，渐成崩疾。江诊得左手三部，举之略弦，按之略大而无力，右手三部，举按俱大而无力。经曰：血虚脉大如葱管。又曰：大而无力为血虚。又曰：诸弦为饮。又曰：弦为劳。据脉观症，盖出气血俱虚，以致气不周运而成麻痹。时医不悟而作火治，药用寒凉过多，损伤脾胃，阳气失陷而成崩矣。以岁运言之，今岁天冲主运（少角东宫震位，乃天冲司也，九星分野之名），风木在泉，两木符合，木盛而脾土受亏，是以土陷而行秋冬之令。以时候言之，小留至大雪之末（冬至小寒），六十日有奇，太阳寒水主令，（少阴君火。）厥阴风木客气加临其上，木火胜矣。经曰：甚则胜而不复也。其脾大虚，安得血不大下乎？且脾裹血，脾虚则血不归经而妄下矣。法当大补脾为先，次宜补气祛湿，可得渐愈矣。以人参三钱，黄芪二钱，甘草四分，防风、荆芥、白术各一钱，陈皮八分，水煎食远服，一剂分作三服，不数剂而安。（《名医类案》）

　　按：医者诊脉运用三部九候法，准确判断病机，采用健脾补气法而病愈。